朝日新書
Asahi Shinsho 995

オーバードーズ

くるしい日々を生きのびて

川野由起

朝日新聞出版

まえがき

親に理不尽にしかられる、話しかけても無視される。学校になじめず、クラスにいるのが苦しい。不安で誰かを頼りたいのに、頼れる人がいない。はっきりした理由はわからないけれど、日々を生きていくのがしんどい。なぜ自分だけこんな人生なんだろうと思う――。

こんなつらい気持ちを一時的に和らげようと、市販薬を過剰摂取（オーバードーズ、OD）する子どもや若者がいる。ドラッグストアなどで購入できる市販薬は「1回1錠、1日3回」など用法や用量が決められているが、こうした使用方法を守らずに、大量に飲むことだ。

自分では「これぐらいなら大丈夫」と思っても、意識を失ったり呼吸が止まってしまったり、肝臓や心臓への障害が起きたりする危険性があり、最悪の場合は死に至ることもある。依存性のある成分が含まれるものもあり、オーバードーズを繰り返すうちに薬物依存の状態になることもある。

市販薬を購入するのに医師の処方箋や保険証はいらない。いまや駅前や繁華街を歩けば、ドラッグストアはどこにでもあり、たくさんの薬が並んでいる。X（旧ツイッター）では、「#OD」「#お薬もぐもぐ」「#病み垢」などのハッシュタグとともに、空になった大量の錠剤のシートの写真などをあげているアカウントがある。

最初は興味本位で「1回だけ」「少しなら」と思って始めたはずなのに、いつのまにか薬の量や飲む回数が増えてしまい、オーバードーズせずには生きられなくなってしまう。やめられない自分を責めながら、それでもやめられない――。

こうした市販薬のオーバードーズが増えている。国立精神・神経医療研究センター

（東京都小平市）が2021〜22年に行った調査では、全国の高校生のうちおよそ1・6%が過去1年以内に市販薬のオーバードーズの経験があると推計された。また、同センターが全国の有床精神科医療施設を対象に行った22年の調査では、「1年以内に薬物を使った」症例のうち、主に使っている薬物のなかで「市販薬」の割合は20%だった。14年の同じ調査に比べておよそ5倍で、10代20代に限ってみると、いずれも「市販薬」が最多だった。

国は、オーバードーズに使われる市販薬に含まれる依存性の高い成分を「濫用等のおそれのある医薬品」として指定。こうした成分を含む製品は、原則1人1個までの販売とすることや、購入者が中学生や高校生などでないか、何個も買おうとしている場合は用途の確認をすることを販売事業者に求めるなど、規制をかけてきた。

しかし、販売規制の効果は限定的だ。複数のドラッグストアを回ればいくらでも買うことができ、なかには年齢や用途を問われない店舗もある。販売規制の対象として指定されている製品以外のせき止め薬などのオーバードーズも相次ぎ、深刻化している。

「そんな危ないのにオーバードーズをするなんて考えられない」「ごく一部の人がしていることで、自分や周りの人には関係ない」――。そう感じる人もいるかもしれない。薬物を乱用しているといえば、学校で習った「恐ろしい」薬物依存症のイメージを持つ人もいるだろう。相手を心配するあまり「そんなことはやめなさい」と厳しく注意する人もいるかもしれない。

オーバードーズをしないで生きていくことができるならば、その方がいい。しかしなぜ、市販薬のオーバードーズをするのだろうか。販売規制をさらに強めればいいのだろうか。オーバードーズの経験者も専門家も「販売規制だけでは問題は解決しない」と言う。頭ごなしに否定してしまえば、本当に困っていることを言い出せないままになってしまうかもしれない。オーバードーズをする子どもの多くは、自分ではどうすることもできない生きづらさを抱えている。

最も身近にいて、信頼できる大人であるはずの保護者からの虐待やネグレクト、貧困など、家庭の問題を子どもが背負ってしまう。うつ病などの精神疾患や、発達障害などの影響でうまく学校や子ども同士のコミュニティになじめず、居場所がない。人に頼ることができず、日々を生きていくのがしんどい。「消えてしまいたい」という考えが頭から離れない。

こんなとき、市販薬をオーバードーズすることで苦痛を一時的に緩和し、「自己治療」していると専門家は指摘する。家族や教員など周りの大人につらさをわかってもらえなかったり、助けを求めても裏切られたりして、積もり積もった大人への不信感や絶望、怒りを抱えていることも少なくない。経験者は「誰にも言わなかった」「誰も助けてくれなかった」「大人なんか信じていなかった」と振り返る。

この本は、安易にオーバードーズの理由を決めつけたり、肯定や否定をしたり、解決しようとしたりすることが目的ではない。オーバードーズはときに命にかかわる危険な行為だ。ただ、オーバードーズだけをやめようとしても、ひとりひとりが抱える痛みや困難が残ったままでは、なんの意味もない。なぜオーバードーズしなければならなかったのか。どのようなつらさがあり、どうしたらそれを和らげることができるのか。

依存症の治療では、使用を止めようとすることよりも、まず本人の苦痛を軽減していくことを目指す「ハームリダクション（痛みの軽減、harm reduction）」というアプローチがある。悩みを抱えている人が自らを傷つけて命を落とすことを防ぐには、声をかけて寄り添う「ゲートキーパー（門番、gatekeeper）」の役割も大切だ。

オーバードーズを続けることで薬に依存してしまっても、治療を受けたり当事者が集まる自助グループにつながったりすることで回復していくことができる。経験者たちが悩みながら居場所をつくっている。


生きているのが苦しい、死んでしまいたいと思う――。その気持ちは一方で、本当は「生きたい」「死にたくない」気持ちと同一線上にあり、その線の上を日々揺れ動くようなものかもしれない。トラウマや痛みは消えなくても、少しずつ誰かとつながりながら生きていくことはできるはずだ。苦しい日々を生き延びた経験を、誰かのために分かち合おうとする声を知り、届けたいと取材をした。

オーバードーズ　くるしい日々を生きのびて

目次

2章　誰かのために　生きていく　51

5章　「痛み」に寄り添うために

この本には虐待や自傷行為などについての記述が含まれます。関連するつらい経験やトラウマのある方は無理をなさらず離れるか、安全な環境で読まれてください。

1章　傷ついても　がんばり続けて

親からの暴力や暴言、ネグレクト。生活が苦しく、がまんばかり強いられる。子どもの力ではどうすることもできない過酷な環境のなかで生まれ育ち、なんとか生きてきた。「これが苦しい」とはっきりと説明できるものがなくても、自分の人生にふと嫌気がさす、消えてしまいたいと思う——。そんな日々に打ちのめされないよう、オーバードーズをしてやり過ごそうとする。何も考えなくていい時間をつくり出す。「生きづらさ」という言葉がよく聞かれるようになり、オーバードーズの背景ともされている。しかしそこにはひとくくりにできない、ひとりひとりの経験や思いがある。

描いてきた苦しさ

地方の国立大学に通う大学生の儚《はかない》さん（23、仮名）は、自分が描いた絵を1日に何度かX（旧ツイッター）に投稿してきた。絵のなかでは、体を震わせていたり手首に包帯を巻いていたりする女性の心の声が聞こえてくる。

「毎日朝起きてご飯食べて寝て、また起きて　みんなと同じように普通に生きていたの

に　どうしてこんなに辛いのだろう　普通に生きてるだけなのに死にたいなぁ」「この先の人生も　死にたいを　誤魔化して生きるぐらいなら　もうこんな人生要らないのにな」

ある絵では、女性が手のひらにたくさんの錠剤をのせて、心のなかでつぶやいている。「苦しいとか悲しいとか　そういう感情が全部無くなってしまえば　もう少し生きやすくなるのにな」

「儚」のXのアカウントは、もともとは自分の気持ちを吐き出すための「病み垢《あか》（精神的につらいことなどをつぶやくSNSのアカウント）」だった。大学生になってから、スマホのアプリで描いた絵を頻繁に投稿するようになると、多くのフォロワーがついた。昔描いたものを思い出してリポストしたり、描いたものをすぐにポストしたり。

有名になりたいと思ったことはない。でも、いつのまにかフォロワーは増え続け1万3000人以上にもなった。つらい、かなしい、苦しい。そんな自分の感じた気持ちが絵を描き続ける原動力になってきた。

大人への不信感

僂さんは関西地方の出身だ。人口10万人に満たない地方都市。物心ついたころから、家庭は荒れていた。父親は自宅で酒を飲んで酔い、母親に殴る蹴るの暴力をふるった。母親は父親から殴られるとき、紙や筆記具を僂さんに渡し、別室に避難しているように言った。苦しい、かなしい——。絵を描き、やり過ごした。自分が絵を描いている、記憶のなかの最初の風景はこのころだ。描いたのは、現実と違って、仲良く暮らしている家族の絵だった。3歳のときに両親は離婚した。それからは、母親と弟の3人暮らしで、生活保護を受給しながら育った。

母親は精神科に通い、統合失調症の診断を受けていた。仕事に行くことができず、家では寝てばかりだった。病院で処方薬をもらってきては、1日にたくさんの薬を飲んでいた。母親からはこれといった理由もなく、あれこれと文句を言われては毎日のように殴られた。家に冷蔵庫はなく、調理器具もほとんどなかった。スーパーで半額に値引きされた弁当を食べた。

整理整頓ができないため、アパートの部屋にはゴミ屋敷のように物が散乱していた。水道や電気、ガスも何度も止まった。母親は幻聴や幻覚といった症状もあった。症状に悩まされる母親が騒ぐ声や、母親に殴られた僊さんの泣き声を聞いた近所の人の通報で

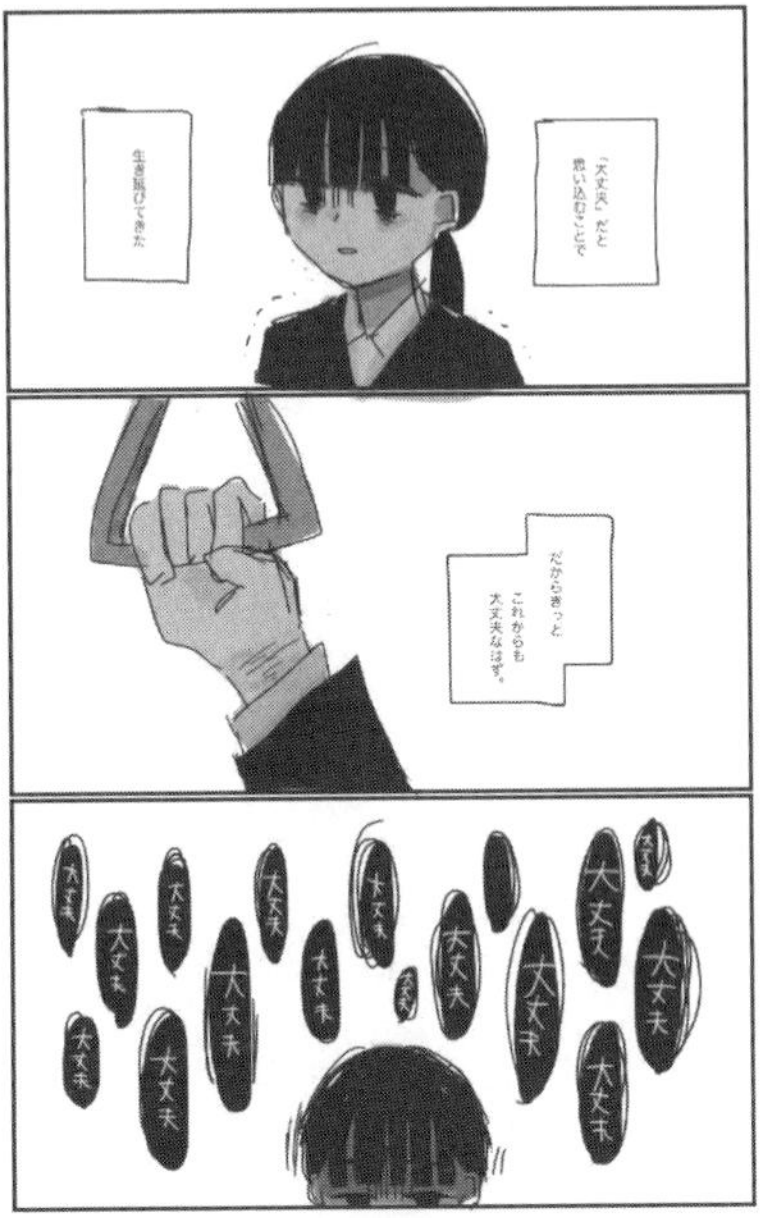

僊さんが描いた絵。「『大丈夫』だと思い込むことで　生き延びてきた」「だからきっと　これからも大丈夫なはず」と女性は自分に言い聞かせる＝Xから

警察官が自宅に来たり、児童相談所の職員がやってきて僾さんを一時保護したりしたこともあった。

「なんで私ばかりこんな目にあうんやろう」。そう思いつつも、いざ一時保護されて親から無理やり引き離されると、それもつらかった。どんなに自分のことを殴ってくる親でも、自分にとっては、唯一の家族だった。「子どもはなんだかんだ親が好きじゃないですか」。だから、「家にいたら危ないよ」と母親が悪人かのように諭してくる大人がいやだった。

本当に助けが必要なときにも、家に来るだけで結局何もせず帰ってしまう大人にも、不信感がつのった。「『福祉』とか『警察』がずっときらいで、信用できなかった。だからひとりで発信してきたっていうのもあります。いろんな人とつながって、いまは信頼できる大人もいるってわかるけど」

通っていた小学校も、心の支えになるどころか、むしろ苦痛だった。自宅ではしょっちゅう電気が止まっていたので、洗濯も十分にできず、洋服も満足に洗うことができなかった。母親からは、先生が心配するから学校には行くなと言われたこともある。行ったら行ったで、家庭の事情を知る同級生から、「母子家庭だろ」「車がないなんてありえへん」などといじめがあった。

小学2年生のころ、学校に行かない時期が続いた。家で寝てばかりの母親と、何もせず家で過ごした。学校には、他にも母子家庭や生活保護を受給する家庭の同級生たちがおり、先生も特別に気にかけてくれることはなかった。夏休みには思い出について書く新聞が宿題に出た。自分の家はどこにも連れて行ってもらえないから、「しんどいなあ」と思っていた。

病んでるのが常やった

「病んでるのが常やった」と僂さんは振り返る。小学生のころから、自傷行為を始めた。突然母親に怒られ、殴られる。「自分が悪いのかな」とも思うものの、わけがわからない。理不尽さに耐えるには、それしかなかった。最初は爪をはいだり、自分の髪の毛をひっぱったり。叫び出したくなるような感情をおさえるために、体を痛めつけた。

それがいつしか、手首をカッターで切るリストカット（リスカ）に変わった。手首を切ると痛みを感じる。「心の痛みと体の痛みを平等にすることによって、何とかなるのでは」。そう思っていた。誰にも言わなかった。「誰かに言うもんじゃないと思ってた。変に関わってほしくなかったから」

楽しかったのは、やっぱり絵を描くことだった。小学2年生のころから、美大を卒業した先生がやっている近所の格安の絵画教室に通って、絵の具などを使ってさまざまな絵を描いた。母親は僂さんが絵に夢中なことにも否定的だった。「絵を描いて何になるんや」と言われ、何度か学校の図工の授業で賞をとったときも、自宅に持って帰った作品を目の前で破って捨てられ、燃やされた。絵画教室に通っているときだけが安心して自由に絵を描ける場所だった。先生は、美術展の話をしたり、絵を続けたら将来はこんなことができるよ、と教えてくれたりした。このときの先生がいたから、いまの自分がいるんだと思う。

誰にも言わずオーバードーズ

中学1年生のころ、ネットでオーバードーズのことを知った。家には母親が精神科から大量に処方された薬が余っていた。家にもいたくない、学校にも行きたくない。薬を大量に飲んで、体調を崩せば何とかなるかも。母親の処方薬をこっそりくすねて、最初は10錠ぐらい、一気に飲んだ。

中学2年生の夏ごろ、Xを見ていたら、若者たちの間でドラッグストアで売っているせき止め薬のオーバードーズが流行っていることを知った。「ふわふわした気分になれる」と書いてあった。瓶に錠剤が入ったタイプのもので、全国どこのドラッグストアでも置いているらしい。

強烈なきっかけがあったわけではない。学校も家もしんどい状況は変わらず続いていた。ちょうど、僂さんが中学に入ったころから母親の体調が悪化し、ヒステリックに泣き叫んだり、包丁を投げたり、「ここで死ぬ」と自殺を図ったり、さらに不安定になった時期とも重なった。家に何度も救急車が来るような状況だった。

「体調を壊せば何とかなるやろ。安全な場所に行けないかな」。せき止め薬を飲んでも、想像していたようにふわふわはしなかった。貧血でめまいがするような感じでいい気持ちはしない。ただ時間が過ぎるのを待つために使った。オーバードーズをして家で意識を失って倒れ、パニックになった母親が119番通報し、中学1年生のころから計4回救急搬送された。胃の洗浄も受けた。

胃を洗浄されるよりも日々の生活の方がつらかったから、繰り返した。自分につらくあたるばかりの母親に「本当は心配してほしかったんかな」とも思う。母親は「また迷惑かけて」「年をとったら楽になるよ」などと言った。

誰にもオーバードーズのことは言っていない。オーバードーズをするのは金曜ばかりで、週末の間に薬の効き目を抜いて、学校生活に影響が出ないようにした。中学3年生のころ、Xで、浪人しながら国立大学を目指す人などのコミュニティを知り、興味をもった。試しに京都大学の大学祭を見に行って「大学生ってこんなに面白いんだ。自分も大学に行ってみたい」と思うようになった。

このまま地元にいたら、自分の人生は変わらず、先が見えてしまうような気がしていた。この家庭から抜け出すには、勉強しなければ。内申点をとるため、テスト前にはオーバードーズの量を調整した。薬の量を徐々に減らしてテストに臨み、終わってからまたやる。特待生として私立の高校に合格し、学費は全額免除で3年間を過ごした。

命がけの勉強

芸術を大学で学びたいと思っていた高校1年生のころ、生活保護世帯は原則として大学に進学できない仕組みがあることを知った。生活保護世帯から大学に進学するには、自身を生活保護の支給の対象外とする「世帯分離」が必要だ。「親ガチャ」という言葉は当時なかったが、望んでも自分の生まれた家庭によって選択肢が狭められてしまうのを感じ、絶望した。毎月の支給の額は減ってしまうが、世帯分離をしてでも、何としても大学に行く。

高校に進学してもオーバードーズは続いていたが、大学受験を機にやめた。「国公立1本やったんでほんまに命がけでした」。エアコンのない自宅で、夏は首に水タオルを巻いて勉強した。高校3年生の秋に奨学金の申し込みをし、受験前の12月に奨学金を受給できるという結果が来た。心から安心した。

現役合格した大学では、かつてから関心があった「漆器」の勉強がしたいと、芸術学を専攻した。入学は新型コロナの国内初の緊急事態宣言の時期と重なった。学費の減免制度や給付奨学金をもらっているが、生活費などは実費だ。世帯分離をして生活保護の受給対象から抜けた分、減額された4万円を母親から要求され、せっかくの大学生活はバイト漬けになった。

多いときは週7日、塾の講師や高齢者施設のアルバイトに追われた。一時期体重は30キロ台まで落ちた。摂食障害とうつ病を発症し、1年で休学を決意した。休学中、地元で絵の個展を開いた。前に進むためにも、過去のつらい体験と一度向き合う機会がほしいと感じたのも大きい。個展には、自分と同じ大学生が来たり、母親と同世代の女性が来て「自分も子どもに虐待をしてしまったんです」と打ち明けてくれたりした。

生活保護や子どもの貧困の問題により取り組みたいと考えた僂さんは、復学してから転学部をして社会学を専攻し、生活保護の研究をしている。これまで、生活保護世帯の子どもが大学に進学できるよう、署名を集め国に提出もした。日本弁護士連合会のシンポジウムで、現状について知ってほしいと講演もした。

死なないほうがいい

いまはオーバードーズはしていない。でも摂食障害による過食嘔吐《おうと》や死にたい気持ちはなくならない。「死にたいなって思ってるのが私のなかの普通で、それが元気なんですよ。他の人から見たら異常なんだろうけど、私のなかでそれが普通。めっちゃ体調良くて、未来が楽しみな自分って多分異常」と僂さんは言う。僂さんのXのアカウントを見ている中高生や同年代の人から、いつからか、家庭や学校が苦しい、生きづらいといった相談がくるようになった。

2023年12月、Xのスペースで若者たちの相談にのった。「死ねば楽になるのでは」と話す若者に対し、こんなことを話した。「私がいまでも本当にほしいものってお母さんからの愛情なんですよ。愛してくれたのもわかるし、その形が暴力なのもわかるんですよ。でも愛してほしかったんですよね。進学してひとり暮らしを始めたことで、親との物理的な距離ができたことが大きかった。それでも、どうしても親の存在って切っても切り離せない。オーバードーズをしたとき、母親は『やめろ』と言ってきた。でもおまえのせいやろって思ってた。オーバードーズやリスカをしなくなったとしても、別の自傷行為をしてるはず。だから私はやめろともいえない、それが生きる術《すべ》じゃないですか。私は親に何回もやめろって言われてきて、入院させられたこともあるけど、自傷行為の一番の理由は親に心配されたかったんですよね。でも心配されずに怒られた。でもオーバードーズやリスカしたからこそいまの私がいるんですよ。オーバードーズやリスカは、本人からすると『自分は狂った』と思うかもしれないけど、生きる術を手に入れたってこと。そうすることでやっと自分を守ることができる。時間が解決するといったらあれだけど、高校卒業すると少し楽になる。中高の時が人生で一番つらかったですよ。『親が身近にいるのがつらい、死ねば楽になる』と言ってますが、いまは死なないほうがいい。将来のこと考えるのつらいですけど、親と距離がとれて、すごく楽になりました。少なくとも私は」

僂さんはあるとき、こうもつぶやいた。「『人生終わった』という言葉の表現があるけれど、人生はそう簡単に終わらなくて狂った人生が続くだけなので地に足をつけて現実見て生きていくしかない」と。

たどりついた「トー横」

トー横（東京・新宿の新宿東宝ビル横）、グリ下（大阪・道頓堀のグリコ看板の下）、ドン横（名古屋のドン・キホーテ栄本店横）、警固《けご》界隈《かいわい》（福岡・天神の警固公園）など、各地の繁華街のなかに、全国から居場所を探して若者たちがたどりつく場所がある。

トー横はJR新宿駅から歩いて10分ほど。昼も夜も多くの人が行き交う歌舞伎町の路上の一角に、黒の上下に身を包み、大ぶりのアクセサリーをつけた子どもたちが、車座になって座って酒を飲んだり寝ていたりする姿が、SNSで広く知られた。スーツケースを持っている子どももおり、多くは未成年だ。「トー横キッズ」とも呼ばれるこうした子どもたちの間では、この場所は「広場」と呼ばれてきた。「広場」はいま、フェンスで囲まれ中に入れないようになり、警察が一斉補導を繰り返すなど、規制の動きが強まっている。

夜中も飲酒をして騒いだり、もめごとになったりしてきた一方で、子どもたちの多くは虐待や貧困、いじめや不登校などで、家庭や学校、地域に安心できる居場所がなく、自分を大切にしてくれなかった大人への不信感や怒りを抱えながら、この場所にたどりつく。

子どもたちがつながりを求めて集まるこうした場所では、コンビニなどで買ったアルコール飲料で飲酒をしながら、市販薬をオーバードーズして意識を失う子どもがいたり、男性が子どもたちに金銭を払って買春したり、自分の境遇に絶望した若者が高層ビルから飛び降りをはかったり、まさに子どもや若者の安全や命が危険にさらされている現場でもある。

行政の相談窓口が閉まった後の夜間にも、民間の支援団体は現場に足繁く通い、相談先とともにカイロやメイク用品を配ったり、屋根のある場所を、とビルの一角などに居場所を設け、雑談がてら悩みごとを聞き取ったりするなど、片時も目が離せない状態だ。

とりえがないとだめなんだ

きゅーりさん（18、仮名）が、初めて歌舞伎町の「トー横」に足を踏み入れたのは、22年の春のことだ。「これだあ広場」。そこには、SNSで見て憧れていた、黒ずくめの「地雷系」ファッションの子どもたちがたくさん歩いていた。未成年で、酒を飲んでタバコを吸っている。

親が暴力をふるってきて家に居場所がない。学校でも問題児扱いされて自分のつらい気持ちに目を向けてくれない。トー横に集まる子どもたちの多くが、そんな経験をしてきたと知っていた。大人にやってはいけないと言われてきた「悪いこと」を堂々とし、誰にも怒られない。社会のルールを平気で破って笑っている同年代の姿が「これまでがんばってきたんだから、大人は否定すんじゃねえよ」と言っているように見えた。

きゅーりさんを見つけて、ずっと前から知っている友だちかのように「来いよ！」と話しかけてくれた子がいた。めっちゃ輝いてんなあ、きらきらしてんなあ。もう、関東地方の自宅には戻りたくない。その日から、トー横で暮らす「トー横キッズ」になった。

小さいころから、何でもよくできた。立って歩けるようになるのが周りの子より早く、幼稚園の年少のころには平仮名を書き、「あけましておめでとう」と年賀状に自分で書いた。足も速かった。小学4年生のとき、両親が離婚して、母親と1つ下の妹と3人暮らしになった。父親から養育費はなく、母親は昼も夜も仕事でいなかった。

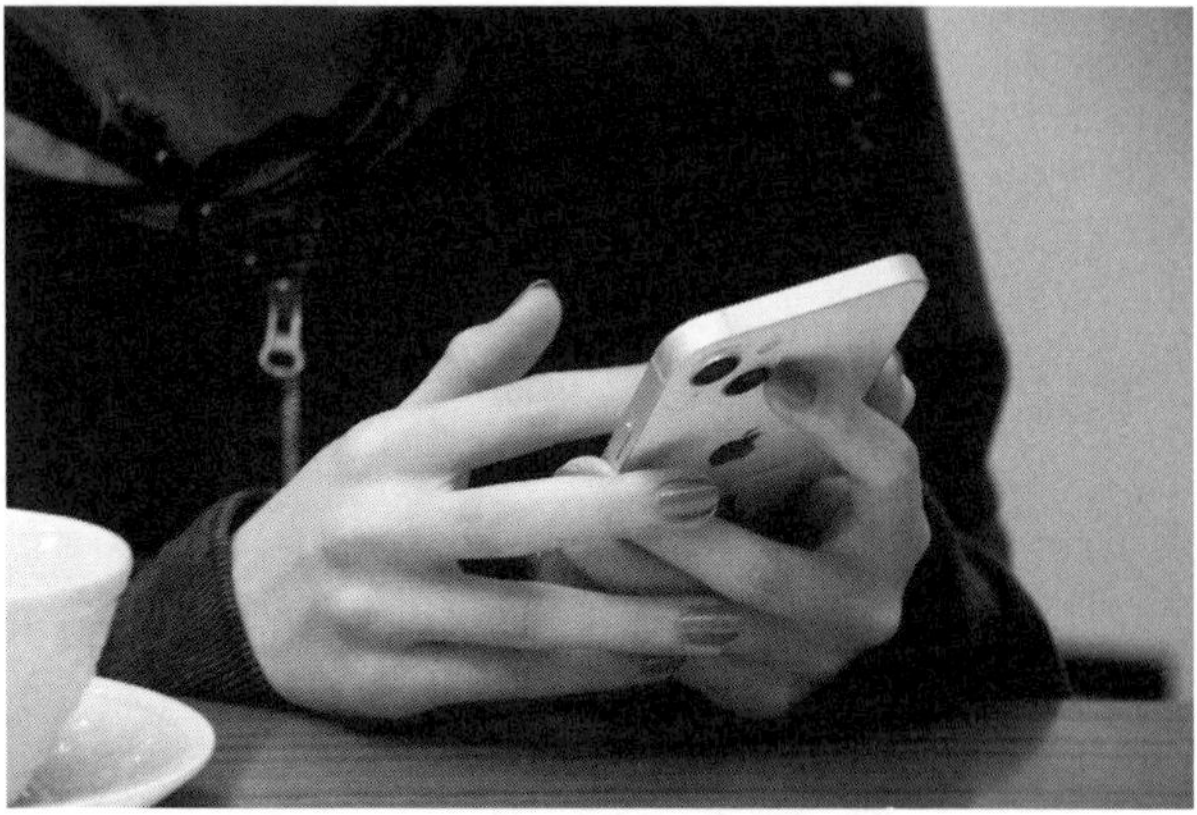
トー横で過ごしていた日々を振り返るきゅーりさん

疲れた母親に、朝ご飯をつくってほしいとお願いしても、「仕事だから。うるさい」とあしらわれた。金曜日に持って帰ってきた体操服は、月曜になってもそのままだった。自宅で心休まるときはなく、ぴりぴりした母親の機嫌を損ねないよう、妹とびくびくして生活した。

小学校でもつらいことがあった。始めたばかりのミニバスケットで、シュートを打ってもゴールに当たって跳ね返ってきてしまう。きゅーりさんが上手にできない様子を見て「バスケの服着てくんなよ」と言ってくる友だちがいた。悔しかった。「新品を買ってほしい」と言えば買ってもらえる同級生たちのなかで、お金がなく、穴が開いたシューズを縫いながらはいて練習した。

「自分にいいとこ何もないじゃん。死ぬほどやらないと、とりえがないと、生きてちゃだめなんだ」。そう思うようになった。

部活も勉強もがんばって

中学校に入学し、無理して笑って明るいキャラクターを演じた。バスケ部に入ると、みんなが練習を終えてから2時間、ひとりで自主練をした。1年生の後半でスタメンになり、選抜メンバーに選ばれた。「これで生きてていいんだ」。そう思った。自宅に帰ると、夜の10時から朝の4時まで勉強した。それでも、同級生から今度は外見のことで悪口を言われた。「ニキビあってバスケできんの？」。笑って返さなきゃいけないと、「お前もニキビつくってバスケやってみなよ、できるから」と明るく返した。

がんばっているのが当たり前、笑って過ごさなきゃ。自分に言い聞かせ続けた。3年生の夏に部活を引退してから、ふと我に返った。「あれ、自分は何がしたいんだっけ」。ずっと笑顔をとりつくろっていたけれど、本当はつらかった。母親にも「つらい」とは言わず、「おつかれ、大丈夫?」と逆に気遣いの言葉をかけていた。でも、「本当は、『かわいいね』『がんばってるね、すごいんだね』ってみんなに言ってほしかった。もっとほめられて育ちたかったなあって」。そのころから、学校に行かなくなった。

それでも、勉強はがんばった。成績はよく、私立高校の特進クラスに授業料免除で合格した。優秀な同級生に囲まれ、入学式から高校の進学実績を担う重圧を感じた。学級委員も任されたが勉強についていくことができず、1カ月で退学し、通信制の高校に切り替えた。そのころ、Xで見ていた東京は憧れの街だった。でも、お金もなく、親にも「行きたい」と言い出すことはできなかった。試しに地元で「会える人いませんか」と呼びかけると、連絡をしてきた男性がいた。性行為をすると、4万円をもらった。「パパ活」のお金で東京・原宿に行っては、憧れていた地雷系の服を買って帰るのを繰り返した。

ちょうど、母親との関係が悪くなった時期でもあった。見た目について心ないことを言ってきた友だちの言葉に傷つき、当時はコンビニに行くのにもマスクをし、髪で顔をおおって下を向いて歩いていた。そんな自分を変えたいと、「整形したい」と思い切って母親に伝えた。「なんでそんなことを言うの」と責められ、これまでの怒りが爆発した。「どんだけわたしたちが我慢してきたかわかってる？　どんだけがんばったかわかってる？　いっつもご飯つくんないで、こんなときだけ母親づらすんなよ」と母親を責めた。母親は泣く泣く整形を許してくれた。

いつものように原宿に行こうとして、偶然電車を寝過ごして新宿駅についたのは、そんなころだった。もう家には帰りたくない。母親に、自宅に帰らずトー横にいると伝えた。母親は最初はものすごく怒ったが、あきれたのか、泣きながら「ごめんね。わかったよ」と言った。

何も考えなくてよくなった

最初の半年は、「一生（ずっと）楽しかった」。自宅では、外食をするといってもいつもチェーンのうどん店。でも、歌舞伎町ではSNSで呼びかけて連絡がとれた「おじ（買春する男性）」の「案件（性行為）」をして稼げたから、寿司も食べ放題だった。「稼いでくるね」「おつかれ、いくらだった？」「4万」「すげえじゃん、何買うの？」「服買うよ」。そんな会話が日常茶飯事だった。

いつ「広場」に行っても誰かしらがいる。ひとりになりたかったらどこかに行っても、また戻ってこられる。出入り自由で、何時にいようが誰も何も言わない。毎日孤独だった自分にとって最高の場所だった。「こんな自由な場所があるのか」と思った。

トー横では、リストカットや市販薬のオーバードーズが当たり前のように行われていた。きゅーりさんの場合、リストカットは中学生のときに付き合っていた彼氏や、妹がやっているのを見て興味本位でやってみたのがきっかけだ。最初は「こんなもんか、痛くないな」と思った。「切っちゃって痛いんだよね」と言えば、「案件」で会う「おじ」が、「つらいんだね」とお金を積み増すこともあった。「そういうのにも使えるんだみたいな。『売り』としても切ってた部分はありましたね」

オーバードーズも最初は興味本位だった。トー横の子たちは毎日のようにやっていたから、来て1カ月ぐらいで始めた。声がポケモンのキャラクターのような奇妙な声になり、ろれつがうまくまわらない。「楽しい」と言おうとすると、「ぱのしい」になってしまう。そんな自分の様子をみて周りがげらげら笑った。楽しく過ごせることが、うれしかった。薬を飲めば、何も考えなくてよくなったから、楽しかった。周りのみんなが使っていたせき止め薬を毎日20錠、3カ月ほど連続でオーバードーズしていた。

初めて聞いた母の気持ち

半年が経ったころ、そんな楽しい日々に変化が訪れた。かつて通っていた高校の子から「どうしてる?」と連絡をもらった。当時の同級生たちが、制服でテーマパークに行ったり、学校生活を楽しんだりしている様子をSNSで見た。「ほんとにいるべき場所ってこっちだったのかな」と、ふと思った。

大きかったのは、母親とじっくり話す時間ができたことだ。トー横に行ってからも、1カ月に1度ぐらいは自宅に帰っていた。あるとき、母親に初めて、面と向かって謝られた。「本当にごめん。自分がこれまで何もみてあげられなかったね」。これまでは「学校に行きなさい」「トー横に行っちゃだめ」と繰り返し、「私がこんなにがんばってるのに、あなたは私のせいだって言いたいの？」とも言われた。ところが、「帰ってきてとはいわないけど、心配はさせてね。心配してるママの気持ちだけはわかってね」と初めて伝えられた。

それを聞いて思った。「ママは私たちがきらいで、面倒をみてくれなかったわけじゃないんだ。ママはママなりにがんばっていたし、ひとりの人間だし、機械みたいにご飯をつくって仕事をして、子どものためだけに生きてるわけじゃないんだ。ママにもママの気持ちがあるんだな」。変わらずトー横に向かいながらも、母親の苦しさも少しわかったような気がして、「ごめん」と思った。

自分を迎え入れてくれ、輝いて見えたトー横の「界隈民」（そのコミュニティにいる人たち）とも、少し心の距離ができていた。トー横は有名な場所になり、物珍しさからやってくる人も多い。そうした人に界隈民が絡んでふざけて撮影してSNSにさらす様子などを見ては、「なんでこんなことしてんの。みっともないからやめろよ」といらだち、口論をすることが増えた。

自分が見つけた唯一の居場所だと思っていたのに、不信感が募った。深夜に周りがぎょっとするぐらい大きな音を立てて、広場の柵を蹴っ飛ばした。かといって家に帰っても、生活が苦しい状況が変わったわけではない。だったらひとりでも広場にい続ける方がいいかなと思った。リスカをしては、涙がこぼれた。母親にやめてほしいと言われてしばらくやめていたオーバードーズも、人間関係に悩んで再開した。真冬のトー横で一気に40錠ほどを飲んで深夜に倒れていたところを、助けてもらった。見つけたのは、NPO法人「ぱっぷす」のスタッフだった。

出会いは人生の全てだ

ぱっぷすでは、都内の繁華街で若年女性らに声かけをする「アウトリーチ」を行う。「親から逃げている」「性暴力を受けた」「オーバードーズや自傷行為が止まらない」といった子どもや若者を、安心して過ごせる「夜カフェ」に来てもらうなどし、相談を聞いたり必要な支援につなげたりしている。22年度には4000人以上に声かけをした。また、性的画像や動画が拡散されるなどの被害をなくそうと、関係機関への削除要請などを行う。22年度には1万6000件以上の削除要請に対応した。こうしたアウトリーチのなかでスタッフときゅーりさんが出会った。

「なぜオーバードーズやリストカットをしてしまうのか」を考えるきっかけをくれたのも、スタッフだった。ぱっぷすとつながりができ、スタッフとしても活動し始めた。女の子たちが立ち寄って雨風をしのいだり、話したりできる居場所を提供し、同年代の相談にのるようにもなった。トー横にいたのは1年ほど。ぱっぷすと時々つながりながらも、いまは別の場所でアルバイトをしながら暮らす。

トー横では、「この子たちのために生きているんだ」と思えるほどの仲間に出会うことができた。いつも4人ほどで一緒に行動するメンバーで、一時は共に暮らした。あるとき、つらい気持ちが募って「本当に死んでしまいたい」とひとりでビルの屋上に行こうとしたとき、「姿が見えない」と泣きながらきゅーりさんを捜してくれた。きゅーりさんを見つけた瞬間、心配のあまり顔を殴ってきた。「誰かのためにこんなに泣けるんだ」と思った。彼女たちも含め、当時出会った仲間の多くは、いまはどうしているのかわからない。オーバードーズである日突然死んでしまった仲間もいる。あるとき、歌舞伎町の日々を思い出し、出会ったみんなのことを思いながら、ぱっぷすのメルマガに文章を書いた。(以下、原文ママ)

とにかく居場所がなかった。本気で心配してくれる人間なんていなかったよね。実際、いまもそんな気がしている。なにもなくて、誰もいなかった。そんな私たちはきっと、お互いに依存して生きている。ずっとそばにいてくれなきゃ「裏切られた」と思い、少しでも距離が離れたら「大事にしてくれてない」と思い、そんな行き過ぎた被害妄想も私たちにはつきものだよね。必要とされたい。孤独なんてもう嫌だしね。

私の仲間はこんな奴らだ。男に依存して都合よく金だけ取られて、それでも傍にいる奴。親に相手にされなくて、酒を飲まないとやってられない奴。いつも笑ってないにも考えてないふりの奴。でも君たちにはきっとたくさん泣いて、過去、いま、未来のすべてに絶望して、そういう生活で性格にならざるを得なかった。それぞれのストーリーがあるのだろう。

私も歌舞伎にいた頃は寂しくて仕方がなかった。誰でも相手にしてくれれば心地よかった。でも、その分だけ騙されることもあった。お金を盗られたり、笑いものにされたり。辛くて逃げて、それでも頑張って必要とされようと好きでもない酒を飲み干し、盛り上げて気に入られるようにしていた。歌舞伎にいると1人ではないけど、辛いのはきっと心の奥の傷はきっと何をしても治らなくて、またそれに気がつくことが辛かった。

楽しいはずの歌舞伎にいるのに、さらに虚しくなるんだよね。たぶんお前たちもそう。毎日、眠るのが怖い。明日、大事な誰かが自殺するかもしれない。もしかしたら自分が吹っ切れてビルから飛び降りるかもしれない。明日住むところがなくなるかもしれない。死ぬことと居場所がないことは、私の心のなかでは隣り合わせだった。ひとりで泣いて歌舞伎を歩く。「誰か私を慰めて」と心では叫ぶが、現実は通りがかりの男に笑われたり、性行為が目的の男が近づいてくるだけだ。

それでも、なぜ歌舞伎から抜け出さないいか。それは自分自身が弱いことを知っているからだ。居場所もなくて人生なんて…と思う私たちからすると「ここでしか生きられない」と本気で思う。

私の歌舞伎の仲間はいい奴らばっかりだ。私が死のうとしたとき、寒い中、歌舞伎中を泣きながら探してくれた奴。私が少し暗い顔をしただけで、何気なく隣に座ってくれた奴。ホームレスがいたら水を買って渡してあげる奴。ふざけていて何も考えてないように振舞うくせに、裏では誰よりもみんなを笑顔にしようと考えている奴。

みんな「死にたい」と言う。みんなリストカットをする。みんなODをする。私は思う。君たちは死にたいというくせに、次の日も生きていけるように明日のお金がどれだけあるかを心配している。リストカットは死ぬほど深くは切らない。死ぬ量の薬は服用していない。「死にたい」と思いながら明日に希望を求めてもがいているように思える。私もそうだ。よく頑張っている。えらい。

私はその仲間にあまり連絡をしないし、連絡が来ることもない。でも、お前たちが幸せになって欲しいと願っている。なにも諦めることはない。お前たちはそのままで、生きているだけで、そこにいるだけでとても素敵だ。自分がクソとかゴミとか思わなくていい。私は優しさと笑顔をお前たちにもらった。その記憶はいつも傍にいる。

孤独に泣く夜があっても、何かの拍子に一瞬でも思い出してほしい。私がお前たちと接点がなくても、お前たちを思っていることを。そして、向かい風ばかりの毎日を、なんとしても生きようとすることを。悲しさも虚しさも消えないし、寂しさも消えない。みんなどこかで孤独なのだろう。私はお前たちの苦しさをわかりきることはできないだろう。でも、私とお前たちの間には愛がある。この気持ちはいつも私の心の中にある。

私に出会ってくれてありがとう。おかげで1人じゃないとわかった。出会いは人生の全てだ。


きゅーりさんは、いまもリストカットやオーバードーズをしてしまうときがある。自分の体を傷つけ、命に関わる行為に「やめなよ」と大人が言うのは簡単だ、と思う。歌舞伎町を出てからも、「そんなことしちゃだめだよ」「そんなことしなくていいのに」と言われたことがある。でも、「そうすることでしか生きてこられなかった、他の選択肢がなかった人がいることも、知ってほしい」。人それぞれ生きてきた人生も、味わった経験も違う。誰かに話を聞いてもらったり音楽を聴いたりすることで日々のつらさを発散できる人もいれば、そういうことができないままに生きてきた人もいる。

SNSにはいまも、リストカットやオーバードーズの様子をあげる人がいる。「自分はこんなにつらいんだよ、がんばっているんだよ」という声の代わりだ、と思う。

きゅーりさんにとっても、自傷行為は自分の体を傷つけることで複雑な心の痛みを変換し、落ち着かせるような行為だった。心が苦しい、つらい気持ちが整理できない、そんな気持ちで胸がいっぱいになったときに、自傷行為をすることで「ああやっぱりつらかったよね」と認識できて涙が出てくる。

だからこそ強く思う。大人には、自傷行為をする若者たちをただ否定するのではなくて、「『がんばってるの知ってるからね』って言ってほしい」。傷つきながら、痛みを抱えながら、それでも生きてきた証拠だから。

2章　誰かのために　生きていく

新宿など若年層が集まる繁華街では、NPOのスタッフなどが道行くひとりひとりに声をかける「アウトリーチ」を行う。虐待やDVから命からがら逃れてきた、死にたい気持ちを抱えて自傷行為を止められない――。そうした状況におかれた女性たちをシェルターで保護したり、警察や医療機関と連携して支援したりする。やっとの思いでつながった人のなかには、オーバードーズの経験がある人も少なくない。若年女性の支援に取り組んできたNPO法人「BONDプロジェクト」には、全国から女性が助けを求めて相談を寄せる。死んでしまいたい、それでも生きていきたい――。揺れ動く気持ちに寄り添い続けている。

繁華街の夜回り

2024年3月。数日前に都内でもうっすら積雪し、気温は6度ほど。JR池袋駅の近くにある、BONDが若年女性たち向けに開く居場所「MELT」。ゆっくりとシャッターが降りると、黒いダウン姿の女性たちが出てきて「寒い、寒い」と足踏みをした。

手には、コスメと相談先が書かれたカードがぎっしり入ったエコバッグ。BONDの夜回り活動だ。歩き出してまもなく、週末の喧噪《けんそう》の中に黒いダウンがまぎれた。商業ビルやパチンコ、個室DVD鑑賞のネオンなどの間を歩く。繁華街をひとりで歩く女性は、足早だ。声をかけても、無言で会釈をして立ち去って行く人も多い。

ラブホテルが立ち並ぶエリアで、中年の男性と歩いてくる、あどけない顔の女の子。黒いブーツに、少し乱れた白のパーカに大きなバッグを持っている女の子。女性たちが声をかけると「やましいことやってます」と少しさびしそうに笑う子もいた。

「呼んでもいい名前教えて！　ニックネームとか」「ニックネームかあ、○○です」「ありがとう、また会ったときに声かけるかもしれないからよろしくね」。女性たちが相談先と共にコスメを渡すと、「ええ、いいんですか。ありがとうございます」と一瞬顔が輝く。

15人ほどに相談先を手渡して、「おつかれさまでした」とハイタッチをする女性たち。「今日は終わりにしようか」と言いながらも、彼女たちの目は人混みを追い、「ああ、やっぱりあの子気になる」と小走りで駆け寄る。「電話かけてきてくれるかな」「無事帰ってるといいよね」と話しながら、帰路についた。

きょうだいを守らなきゃ

声をかけていたひとり、いろはさん（29、仮名）。自身も苦しい日々からBONDに救われたひとりだ。小さいころから家族が新興宗教を信じ、自宅には巨大な仏壇があった。毎日、長いときで2時間ほど親がお経をあげ、一度お経をあげ始めると、終わるまでは話しかけても無視された。仕事が終わると、親は「あとはよろしくね」と言い残して車に乗り、どこかに出かけてしまう。日付が変わった午前1時や2時に帰宅することもあった。1週間の半分ほどは不在で、年末年始にずっと家を空けたこともある。

代わりにきょうだいの面倒を見るのは、一番上のいろはさんだった。冷蔵庫には南京錠がかけられていて、子どもたちだけでは勝手に開けられない。親が数千円を置いていくときもあったが、それでは足りない。家中を食べ物やお金を探し回ったり、きょうだいが万引きしたものをみんなで分けて食べたりしたこともあった。食器もかびだらけだった。

小学生のころ、教室で先生に「朝ご飯を食べてない人」と聞かれると、毎日手を上げていた。気にかけてくれた先生が、職員室でバナナやパンを食べさせてくれた時期もある。親は気に障ることがあると壁やドアが壊れるぐらいの力で暴力をふるった。泣き声が外に響き、近所の人が通報し児童相談所の職員が自宅を訪れたこともあったが、親は「違います。泣いているだけです」と説明した。

中学生のころから、心身への負担が少しずつ自傷行為として現れるようになった。世間体を気にした親の強い勧めで、経済的な余裕がないのに中学受験をした。朝は暗いうちから家を出て、数時間かけて電車で通学した。このころから、リストカットを始めた。最初は痛くて、思い切ってやろうとは思わなかった。でもあるとき、先生から自分だけが悪いかのように理不尽に怒られたことがあった。怒りにまかせてリストカットをした。

学校は騒然とした。

そこから、校内で飲酒などをしては、先生に怒られ、親が呼び出された。親は謝罪するものの、自宅に戻ると「あとはよろしくね」とどこかに出かけてしまう。先生に「あなたはなんでそんなことをしちゃうの?」と聞かれ、「かまってほしかったんです」と伝えたこともある。それでも、「だめでしょう」と言われただけだった。「結構冷たい感じがしました。私の行動は理解されなかったです」

つらくても、学校には通い続けた。途中からは、周りの目を気にして騒動を起こすこともなくなった。同級生は裕福な家庭の子ばかりだ。「いらないならちょうだい」と言って、当時流行《はや》っていた香りつきのペンのお古をもらったこともある。食べ物さえままならないから、友だちと遊びに行くお金もない。行けなかったら、仲良しのグループから仲間はずれにされてしまう。そんな不安と隣り合わせだった。

お金がほしい。高校生になってからは、誰にも言わず援助交際を始めた。通学路にあ

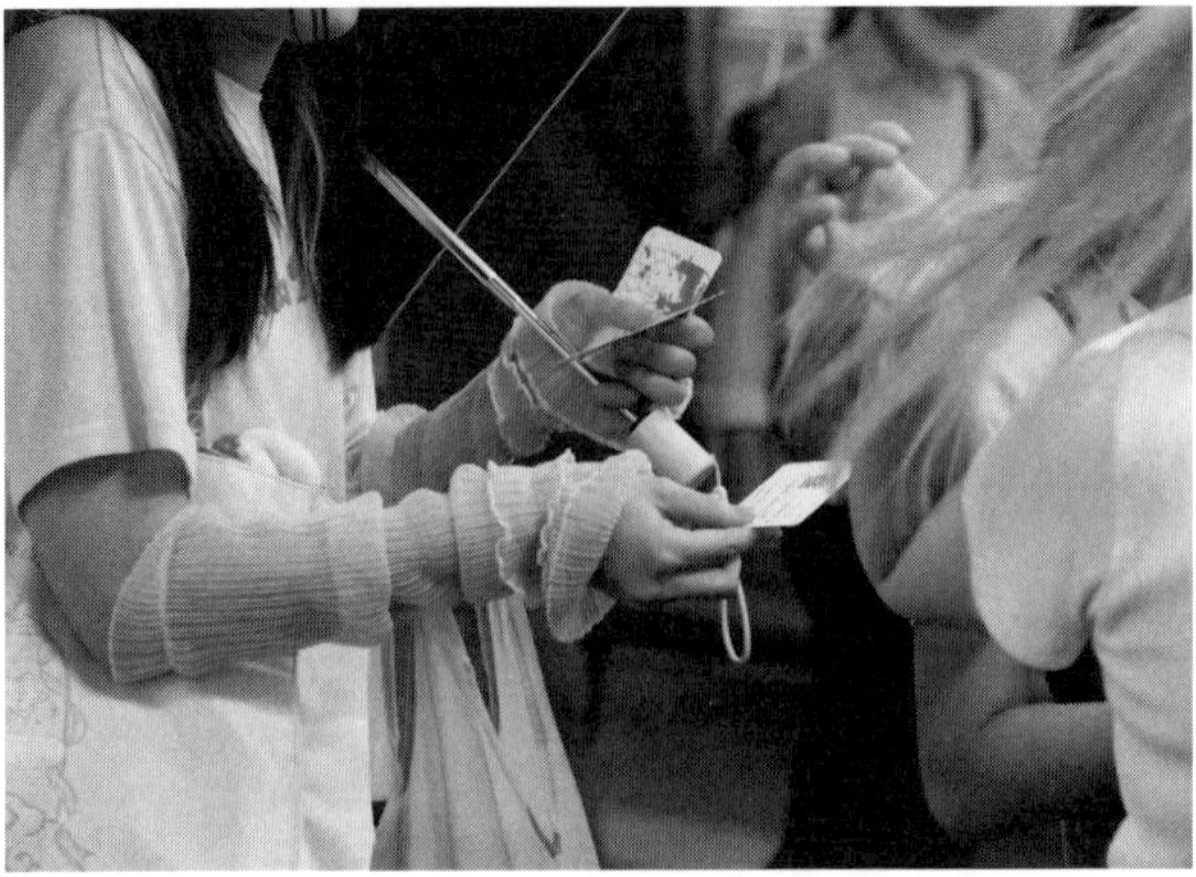
新宿の路上で女性たちに相談先が書かれたカードを渡すいろはさん

った公衆電話に、「お金がない人はこちら」と貼られていた援助交際の紹介サイトにアクセスした。行く前は怖くて、涙が出て体が震えた。それでも、友だちと遊園地に行きたい。ほしいものを買いたいと言うきょうだいにも、何か買ってあげたい。

最初は痛くて、たくさん血が出た。相手が手品を見せてきたので、「手品を見せてくれた人」といういい思い出に転換して、記憶を封印した。数カ月に1回、まとまったお金が入った。誰にも相談しようとは思わなかった。常に頭にあったのは、「自分で何とかしなきゃ」と「きょうだいを守らなきゃ」。お金が入ると、「おなかいっぱい食べたい」。親が家にいないときを見計らって、お菓子を大量に買いこんで食べては吐く行為が始まった。摂食障害という病気だとは知らなかった。

虐待だったんだ

お金がないので、高校卒業後は就職した方がいいと思っていた。でも、そう主張したら、親はお盆を投げ、何度も蹴ってきて「絶対に保育の資格をとれ」と言って聞かなかった。自宅から通学することになるのもいやで、バイト先の先輩の家に思い切って家出をしたが、親が警察を呼んでしまい連れ戻された。根負けし、奨学金を借りながら数時間かけて短大に通うことになった。

市販薬のオーバードーズを始めたのは、短大でのある授業がきっかけだった。子どもが身近な大人に愛着を持って成長していく過程や、「食事を与えてもらえない」など「虐待」にあたる行為についての説明を授業で耳にした。自分の家がおかしいとは思っていなかったが、「自分が受けていたのは虐待なんだ」と初めて気づいた。

一気に「消えたい」「苦しい」という気持ちがわいてきた。しばらく止まっていたリストカットが始まり、過食嘔吐もさらにひどくなった。このまま実家にはいられない。奨学金を追加で借りて、大学の近くでひとり暮らしを始めた。2年生になったころだ。つらい気持ちなどをつぶやくアカウント「病み垢」をXで検索して、似たような気持ちで自傷行為をしている人のつぶやきを眺めた。

そこで知ったのが、市販のせき止め薬のオーバードーズでつらさをまぎらわす方法だ。リストカットを最初にやったころのように、初めはこわさが勝った。値段も高い。Xには、薬の種類や飲んだ量、時刻、どんな気分になったかなどを、詳細に記録し報告しているものがたくさんある。それを熟読し、昔実家にあって見覚えがあったせき止めシロップを、最初は1瓶の3分の1ほど飲んだ。「ふわふわできて、ちょっと現実と違う。脳がすごい快感だなって感じで、最初からマッチしちゃったなみたいな」

自分にとっては「高級品」で、最初は数カ月に1回だった。家に1本置いておくと安心できた。「至福なもの、快楽、ごほうびみたいな感じですね」。「今週金曜日はごほうび」など、自分の予定にオーバードーズの予定も組みこんでいた。苦しいときは、錠剤を1瓶まるごと飲んだり、何十錠かずつ追加しながら飲む「追い焚《だ》き」をしたりするようになった。

明るい自分を見てほしい

デリヘルの仕事を始め、稼いだお金を薬代にあてた。親に「車の保険代ちょうだい」「きょうだいの学費が必要。カンパちょうだい」などと言われ、学費のための奨学金を10万円ほど振り込むこともあった。

短大を卒業すると、繁華街のライブハウスなどでライブをする「地下アイドル」のグループに入った。アイドルは小さいころからの憧れだったが、生活は困窮した。1回のライブで、リハーサルや本番、物販と半日がかりで拘束される。チケットやグッズが売れても、手元には数千円しか残らない。交通費や食費、レッスン代を考えれば、お金は出ていくだけだった。それでも「明るい自分を見てほしい」という一心で続けた。親が東京までライブを見に来てくれたこともある。親が自分を応援して、認めてくれた。「愛してくれてるんだ」。うれしくて、余計がんばった。

お金は足りず、地下アイドルと掛け持ちでデリヘルのバイトも続けた。心身ともにへとへとだった。知人から紹介してもらった男性と意気投合し一緒に暮らし始めたが、殴られる、生活を全て管理されるなどのDVを受けた。このままでは殺されてしまうかもしれない。男性の紹介で働かされていた職場から、ドレス姿のまま逃げた。

疲れ切って命からがら戻った実家では、かつてと変わらず親からきょうだいの世話を頼まれ、男性から殴られたあざもあるのに、「そんなお金持ってるいい人と会えたのに、もったいないよ」と言われた。一日中寝てばかりで過ごし、自傷する気力も残っていなかった。それでもここにいたらいけないと、ひとり暮らしをしていたアパートに戻った。

自分の気持ち、伝えて大丈夫

過食嘔吐が止まらず、コンビニに買いに行って食べては吐くを繰り返し、1日1万円ほどを使った。家賃も払えない、何のために生きているかよくわからない。どうにもならなくなったときに思い出したのは、大学の授業で相談先として出ていたBONDの存在だった。「面談希望」とメールを出し、BONDのスタッフと面談したのをきっかけに、シェルターでの生活が始まった。

最初は誰も信じられず、「この人も私のこと叩《たた》くかも」と思うと怖かった。それでもスタッフは、自傷行為やオーバードーズがやめられない自分を「大丈夫だよ」と否定せず、心配してくれた。これまではずっときょうだいのことが優先で、自分のことは後回しだった。自分のことだけを見て心配してくれる人に出会えて、「自分の気持ちを話してもいいんだって思えるようになった」。初めて「人との関係を切らない」ことを教えてくれたのが、スタッフだったと思う。

スタッフとしても働き始め、繁華街をまわって声かけをし、自分と似た境遇の若い子たちからの相談を受けることも増えた。彼女たちのリストカットやオーバードーズを「どうしたら止められるんだろうね」と一緒に考えることで、リストカットやオーバードーズをしていた自分自身の気持ちにも向き合うことができる。

それでも、すぐにオーバードーズは止められない。安倍晋三元首相の銃撃事件を機に、さまざまな新興宗教の被害にあったという声が日夜ニュースになった。そのころ、体調も落ち着きひとり暮らしをしていたが、ニュースを見て、大学で初めて虐待について知ったときと同じような状況に陥った。

「自分の家でお経をあげてたのって普通じゃないんだ」。高額献金をしたことはないけれど、宗教にのめり込む親の姿は、ニュースで知る宗教で身を滅ぼしていく人たちと重なって見えた。次々に記事を読むうちに、これまで信じていたものがぐらりとゆらぐ感じがした。今はなるべく宗教に関連する報道を見ないようにしたり、相談を受けるなかで宗教に関する相談があったときには別の人にお願いしたりするなど、工夫をして過ごすようにしている。

早くつながって

長く続けてきた地下アイドルの活動をやめた。お客さんがライブに来て元気に帰っていく姿が見られなくなったのがさびしく、新しい生き方を探さなければならないと不安を感じ、再びオーバードーズをしてしまった。ただ、「追い焚き」をすると心臓の拍動が弱まって、息がうまくできなくなってしまい、深刻な体への影響を感じた。「このままだと本当に死んでしまうかもしれない」。ニュースでも、オーバードーズによる死亡事例をたびたび目にするようになり、危険性を肌で感じるようになった。

支援者として「誰かを支えたい」。でも当事者として色々なことがうまくできないように感じると、「どうにでもなれ」と自分を傷つけて、周りにも迷惑をかけ、また苦しくなってしまう。どちらの気持ちも抱えてきた。それでも、BONDで活動を始めてから「いろはさんみたいになりたい」と言ってくれる、自分より若い子たちの気持ちに応えたいという思いがある。

オーバードーズをしていると、「オーバードーズのことしか見えなくなる」。ひとりでいるとその思考から抜け出せない。でもその葛藤を話せる人たちがいれば、居場所になり、自分ひとりの考えにのめり込まないで済む。そうした居場所につながれるのは、「早ければ早いほどいい」と思う。実家と学校を往復し、苦しかった10代のころの自分が知っていたら違っていただろうか。だから歌舞伎町などの繁華街に行って、声かけを続けている。「それが生きがいなんです」

「死にたい」と思うことがあっても、その気持ちを否定せず、自分の感情のひとつとして持っていても大丈夫。生きてさえいれば、環境が変わって、少しずつ生きやすくなっていくこともあるから、生きていてほしい。自分のように誰かと出会って助けてもらった力で、誰かのために生きることもできるんだよ。そう伝えたい。

さびしかった、死にたかった

いろはさんと声かけをしていたまななさん（23、仮名）も、関西からBONDにつながったひとりだ。10代を「ずっとパキってた（オーバードーズのこと）からあんまり覚えていない。しんどい日々をオーバードーズをして過ごしたけれど、すると余計にしんどくなった」と振り返る。

小学校に上がる前までは、両親と4つ上の兄と4人家族だった。トラックの運転手をしていた父親は目が細く、母親に「寝てるみたい」といじられていたのを覚えている。遊んでくれた思い出はあまりないけれど、面白くて好きだった。でも父親は、母親や兄に暴力をふるっていた。冷蔵庫が倒れるほどの激しい暴力で、幼稚園のころに両親が離婚した。父親から養育費はなく、母親はコンビニや介護の仕事をしながらきょうだいを育ててきた。

母親は夜まで仕事をしていることも多く、仕事が終わってもほとんど家に帰ってこなかった。おばと夜な夜なカラオケに行っては、稼いだお金の多くを使った。家に置いていくわずかなお金で兄と食事をやりくりした。駄菓子屋や雑貨屋に行っては、買えない文房具などを万引きした。「さびしかったです。聞いてほしい話がいっぱいありました。学校から帰ってきて、宿題を教えてほしいとか『やりなさい』って言ってほしいなあとか」

運動が得意だったまなさんは、習い事でトランポリンをやっている友だちがうらやましく、「自分もやってみたい」と母親に伝えてみたことがある。「お金がないからできないよ」と言われ、「自分はあきらめなきゃいけないんだな」と思った。

住んでいるアパートの家の鍵は常に開けっ放しだったので、自宅に泥棒が入ったこともある。母親の下着が盗まれてしまい、たまにしか帰ってこない母親は「お前がとったやろ」と小学生のまなさんを疑った。「そんなことあるわけない」と伝えても、なかなか信じてくれなかった。玄関に飾っていた兄の大きな写真が倒れているのを見て、母親が「あなたのせいでしょ」と怒ったこともある。自分のせいじゃないのに――。このとき初めて、「死にたい」と思った。

兄も暴力をふるった。父親が自宅にいたころから、兄はソファの上でなら何をしてもいいというゲームを考えつき、まなさんを殴ったり首をしめたりした。家で兄がひとりでゲームをし、うまくいかないと腹を立てて、何も関係ないのにまなさんを殴ることもしょっちゅうだった。泣いたら家を追い出されるのは自分だ。そう思い、じっとがまんした。

中学に入ると兄の暴力はさらに激しくなり、母親にも手が出るようになった。母親に向かってイスを投げて天井に穴が開いたこともあれば、母親が寝ている兄を起こしたら、兄が怒って家の窓ガラスを手で割って血まみれになり、救急搬送されたこともある。

家にいて、安心できる時間も場所もなかった。小学生のころから「死にたいなあ」と思い、毎日がしんどかった。生活リズムが身につくこともなく、遅刻して昼ごろに登校することも多かった。先生に別室に呼び出されたこともあったが、家庭の事情について深くは聞かれなかった。それでも学校は楽しく、友だちも好きだった。

放課後は鬼ごっこをして、門限で帰っていく友だちに、「うちだけ門限がないから帰ってもなあ」と思っていた。中学校ではバスケ部に入った。市内で一番強い強豪校で、毎日のように練習があった。試合で遠征もし練習も大変だったけれど、先輩後輩も仲良しで楽しい時間だった。いまもSNSでは当時の仲間たちの様子を見ることがある。

自分で見つけた「居場所」

12歳のころから家出を繰り返すようになった。母親とのけんかをきっかけに、友だちの家に泊まりに行くようになった。友だちも家庭環境が複雑で、ほぼひとり暮らしの状態だった。自宅に戻っても居心地がいいわけではない。その頻度は少しずつ増えていった。中学3年生のころからリストカットを始めたが、きっかけは覚えていない。家や道ばたで腕を切っては、どんどん傷が増えていった。友だちの家でマリファナを吸うこともあった。自分で見つけた居場所を失いたくないから、吸うことにも抵抗はなかった。

リストカットをした腕の写真やつらい気持ちを、Xの「病み垢」でポストした。「生きてててください」などコメントをつけてくれる人もいた。学校ではそうしたそぶりを見せなかった。

高校に進学してからは、ほとんど学校に行かなくなった。オンラインゲームにはまり、ボイスチャットをしながら深夜から朝まで遊ぶようになった。コンビニでバイトをしながら、廃棄する前の食品をもらって食べた。Xで市販薬のオーバードーズについて知ったのはこのころだ。試しにせき止め薬を1瓶飲んでみたが、何も変わらなかった。自分には効きが悪いのかと、オーバードーズでよく使われると聞いた別の薬も飲んだ。そうしたオーバードーズの様子をXで投稿していると、あるとき、コンビニのバイト中に、Xでまなさんを知った男性が「遊ぼうよ」と声をかけてきた。興味本位でついていくと、男性の自宅には、他にも若い男性と女性が3人ほど集まっていた。

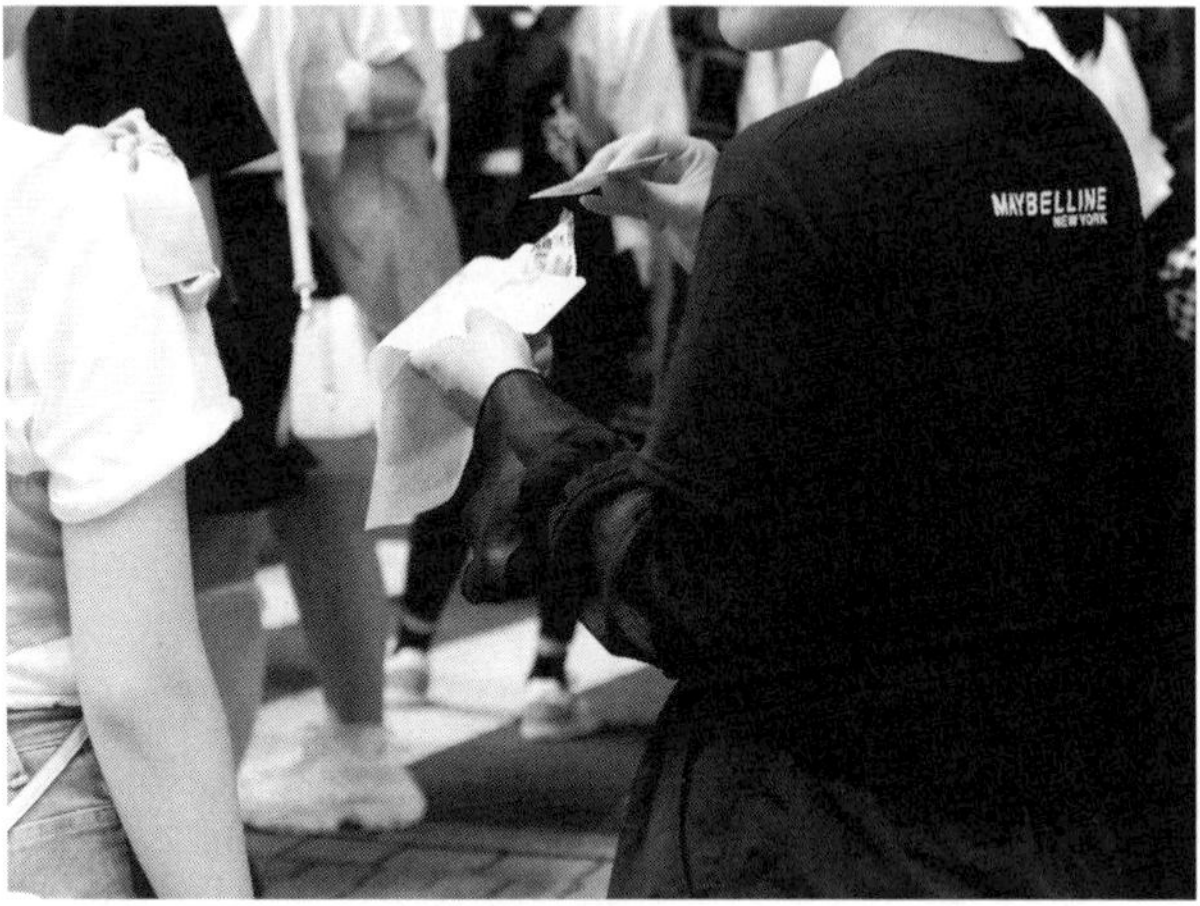

新宿の繁華街を歩き、女性たちに相談先のカードを手渡すまなさん

これしか生きる方法ないな

初めてそこに行ったときから、性行為を求められた。そこでは、市販薬をオーバードーズしては、性行為をするのが当たり前だった。男性は女性たちの悩みを聞いては「つらいなあ」と共感し、甘い言葉をささやいた。「もうどうでもいいや」と怖さは感じなかった。決して安心できる場所ではなかったけれど、その場所が「居場所」のひとつになった。いまから振り返れば、ここにつながったことで「結構人生狂っちゃった」と思う。居

場所ができてよかったと思う自分と、受け入れてもらうために「病んでいる」自分を少し無理につくっていた自分もいたのかな、とも思う。

男性の家では用意された市販薬をオーバードーズし、自分でも市販薬や、母親の処方薬をこっそりとってオーバードーズした。記憶をなくす、会話がままならない、スマホで文字がうまく打てない……。それでも、やめられない。薬をもらうために男性の家に行くと、性行為を求められる。16歳からは、ガールズバーでのアルバイトや援助交際も始めた。さびしくて、人とのつながりがほしかった。「何してるんだろう、でもこれしか生きる方法がないな」

そんなとき、「死にたい」とYouTubeで調べていたら、BONDのメンバーが繁華街をまわって女性たちに声かけをしている動画が出てきた。「この人たちなら相談できるかな」とぴんときた。「死にたい」と連絡すると、関西まではるばる会いに来てくれた。

まなさんはそこから、毎日スタッフにラインで連絡した。風俗で働いていること、援助交際のこと、知らない男性に連れて行かれてホテルでマリファナを吸っていること、日々スタッフに連絡をとることで、何とか一日一日を過ごした。

「生きてほしい」、そう言われ

なかなかオーバードーズはやめられない。まなさんには高校生のころから、大切にしている友人がいる。「ピアスかっこいいね」と声をかけてくれたのをきっかけに話すようになり、どんなときも絶対に連絡を返すようにしていた、一番の友だちだ。その友だちと一緒にオーバードーズをして、ICUに救急搬送されたこともある。その後もリストカットをして倒れてしまったり、風俗の客の男性からもらった睡眠薬をオーバードーズして意識を失ったり、救急搬送や精神科への入退院を繰り返した。

入院中に母親がまなさんに言ったことがある。まなさんが小さいころ、父親が恋しくなってこっそり手紙を書いて会いに行ったことについてだ。母親はそれまで、兄が荒れてしまったのは、まなさんがこっそり父親に会いに行ったせいだと言い続けてきた。理由はよくわからない。まなさんはずっと自分のせいだと責め続けてきた。それから何年も経ってから、「あれはあなたのせいじゃない」と言われた。

今更言われても、「自分のせいだ」という気持ちは簡単には消えない。そして母親は、度重なるまなさんの入退院に「もう疲れた、私のメンタルがもたん」と、自宅を出て行くよう言った。

「この人たちだったら信頼できる。縁が切れたら自分は終わる」。まなさんはBONDに連絡し、ふらふらの心身で関東に向かい、シェルターに入った。そこでスタッフにはっきりと言われた。「生きててほしい」。気持ちが痛いほど伝わってきて、うれしかった。昔からある「死にたい」はなかなか消えない。オーバードーズやリストカットはなかなか止められない。それでも、「いまは『死にたい』から『生きたい』に180度変わった」。ひとり暮らしで苦しい気持ちに襲われたときには、シェルターに行ったり、スタッフと話す時間をつくったりして心を落ち着けている。

19歳のころ、自分で稼いだお金で母親と兄を誘って、温泉に一泊旅行に行った。小さいころ、家族で旅行に行った思い出はなく、家族旅行をしてみたかったから、まなさんが提案した。温泉では楽しく過ごしたけれど、自宅に帰ってオーバードーズをしてしまい、少し複雑な気持ちが残る思い出だ。それでもいまも、たまに母親が東京に来てくれるのが楽しみだ。

父親が、母親経由でお菓子の差し入れをくれることもある。父親が小さいころにゲームセンターでとってくれたプーさんの人形は、小さいころから話しかけていて、いまも枕元にいる宝物だ。10代のころ一緒にオーバードーズをしていた一番の友人も、距離は離れても互いを気にかけている存在だ。

自分大切にしてね

いま振り返ると、中学、高校のころが一番苦しかった。男性の家でODパーティーを一緒にしていた女性は亡くなった。自分もBONDの誰かとつながっていなかったら、この世界にいなかったかもしれないと思う。女性にも自分のような居場所があれば違ったのかな、とも思う。これまでずっと誰かに、「助けて」が言えなかった。「どうせ助けてくれる人はいない」「どうせ見捨てられる」。「どうせ」をいつも前につけてしまって、言い出せなくてずっと苦しいままだった。でも話してみたら、助けてくれる人がいた。聞いてくれるだけでも、心が少し軽くなることを知った。

スタッフとしても、繁華街で声かけをする夜回り活動を始めた。家出をしている子、小学生でパパ活をしたという子にも会って、驚くことがある。自分が助けてもらった力を、誰かのためにつないでいけたらうれしい。10代のころの自分に伝えたい。「もうちょっと生きてみてもいいんじゃない。自分大切にしてね」。繁華街を行き交う人たちにも、誰かに少しでも「助けて」が言い出せる人が増えたらいいなと思う。

ひとりじゃない

BONDでは、死にたい気持ちを抱えたり、深刻な性被害を受けたりするなどの若年女性からのラインやメールでの相談のほか、繁華街のパトロールなどを行い、面談をしたうえでシェルターや宿泊施設での一時保護を行ったり、弁護士や医療機関、警察などと連携しながら必要な支援を行ったりしている。22年度で、届いた相談はラインだけで2万7000件を超える。オンラインも含め面談をしたのは1600件以上だ。メンタルヘルスなどの悩みを抱えている女性が多く、市販薬のオーバードーズ経験者も多い。

「看護師として働くなかで自身の家庭環境を思い返し、両親に関心を持たれていなかったことに気がついて希死念慮を抱える」「最初は小学生の時に死のうと思って家にあった風邪薬を飲んだ。中学生の時から援助交際をして薬を買うようになった。100〜200錠の鎮静剤を万引きして飲んだこともある」といった相談もあった。オーバードーズがやめられない10代の子を依存症専門の病院に入院させてもらえないかお願いしたが、受け入れを断られたこともあったという。

代表の橘ジュンさんは「薬が飲みたくなっちゃう状況の彼女たちはとても孤独なんだろうなって思う。自分でも止めたいけど止まらない。でも誰かに自分の気持ちを聞いてほしいんだと思う」と話す。橘さんが街頭などで聴いた女性たちの声を届けているフリーペーパー「VOICES」では、こんな声を紹介した。「誰もいないよこの世界には生きていたいって思えないよ　これから幸せになれるって思えない（中略）1人だって思って苦しくてODして副作用と離脱症状で苦しんで　また寂しくて1人だって思ってODしてって繰り返し生きてるのがすごく嫌　私が死んでも誰もなんとも思わないんだよ　1人ってすごく苦しいのに、1人でODして対処してるのに」

「苦しんでいる子をひとりにさせたくない」。いろはさんとまなさんを見守ってきた橘さんはこう話す。「回復の途中ではあるけれど、誰かのためにがんばりたいって言ってくれた気持ちが大切。後戻りしちゃうときもあるけど、その気持ちがあるならまた回復していける」

3章　生きづらさ　追いつかない対策

国内の薬物乱用の状況をみると、近年は特に若年層における市販薬の乱用が増えている。法を破ることなく、処方箋や保険証がなくても購入できることも背景にある。急速な拡大や死亡事例の発生などを受け、国は販売個数の制限など規制をしてきたが、目立った効果はみられない。国はさらに規制を強化していく方針だが、一方でオーバードーズの背景にあるとされる「生きづらさ」そのものへの対策ができないことには、限定的な効果だとの見方も強い。国の議論のなかでは、市販薬を販売するドラッグストアなどで、相談先を渡すなどの情報提供や声かけを行うことも重要とする指摘もある。

増える市販薬乱用

薬品は大きく分けて2つある。医師の処方箋が必要な医療用医薬品と、処方箋がなくても薬局やドラッグストアで購入できる一般用医薬品や要指導医薬品だ。市販薬とはこの一般用医薬品などのことで、「カウンター越し」を意味する「Over The Counter（オーバーザカウンター）」の頭文字をとった「ＯＴＣ医薬品」などとも呼ばれる。国は増大する医療費削減のため、2017年から「セルフメディケーション税制」をスタートした。一部の対象となる市販薬を購入した際には所得控除を受けることができる、市販薬の使用を促す政策だ。

ドラッグストアにはコスメや美容関連グッズ、食料品も数多く並び、学生が訪れることも多い。多くの市販薬は数百円から数千円で買うことができる。一方で市販薬のなかには、依存性の高い物質が含まれているものが多くある。用法や用量が決められて製品に記載されているが、これを守らずに大量、頻繁に使用するのが市販薬のオーバードーズだ。オーバードーズが増えていることを示すさまざまなデータがある。

国立精神・神経医療研究センターの薬物依存研究部では、薬物乱用に関するさまざまな調査研究を行っている。有床精神科医療施設を対象にした調査（全国の精神科医療施設における薬物関連精神疾患の実態調査）では、1987年からほぼ隔年で、薬物関連で通院や入院をした患者について調べている。2022年の9〜10月に通院・入院した患者を対象にした直近の調査では、全国の有床精神科医療施設の1143施設が回答、2

468症例を分析対象とした。長期間断薬しているものの通院している人なども含めると、主に使用している薬物は「覚醒剤」が49・7%で最多、ついで「睡眠薬・抗不安薬」が17・6%、「市販薬」が11・1%だった。

一方、「1年以内に薬物を使った」という1036症例にしぼると、「覚醒剤」は28・2%で、「睡眠薬・抗不安薬」が28・7%、「市販薬」が20%と、市販薬の割合が高くなる。過去の調査と比較すると変化が明らかだ。

14年の「1年以内に薬物を使った」症例をみると、脱法ハーブなどの「危険ドラッグ」が最多の34・7%、ついで「覚醒剤」が27・5%、「睡眠薬・抗不安薬」が16・9%だ。危険ドラッグは所持や使用が法律で禁止されていなかったため、急速に乱用が拡大し、使用者が車の運転で死亡事故を引き起こすなど社会問題となった。医薬品医療機器法が改正され、14年から所持や使用などが禁止された。その後に行われた16年の調査では、「危険ドラッグ」の割合は2・5%と激減した。そしてこの年、14年には3・8%だった「市販薬」の割合は8・2%と倍以上に増えた。その後も市販薬の割合は増え

1年以内に薬物を使った症例の主な薬物

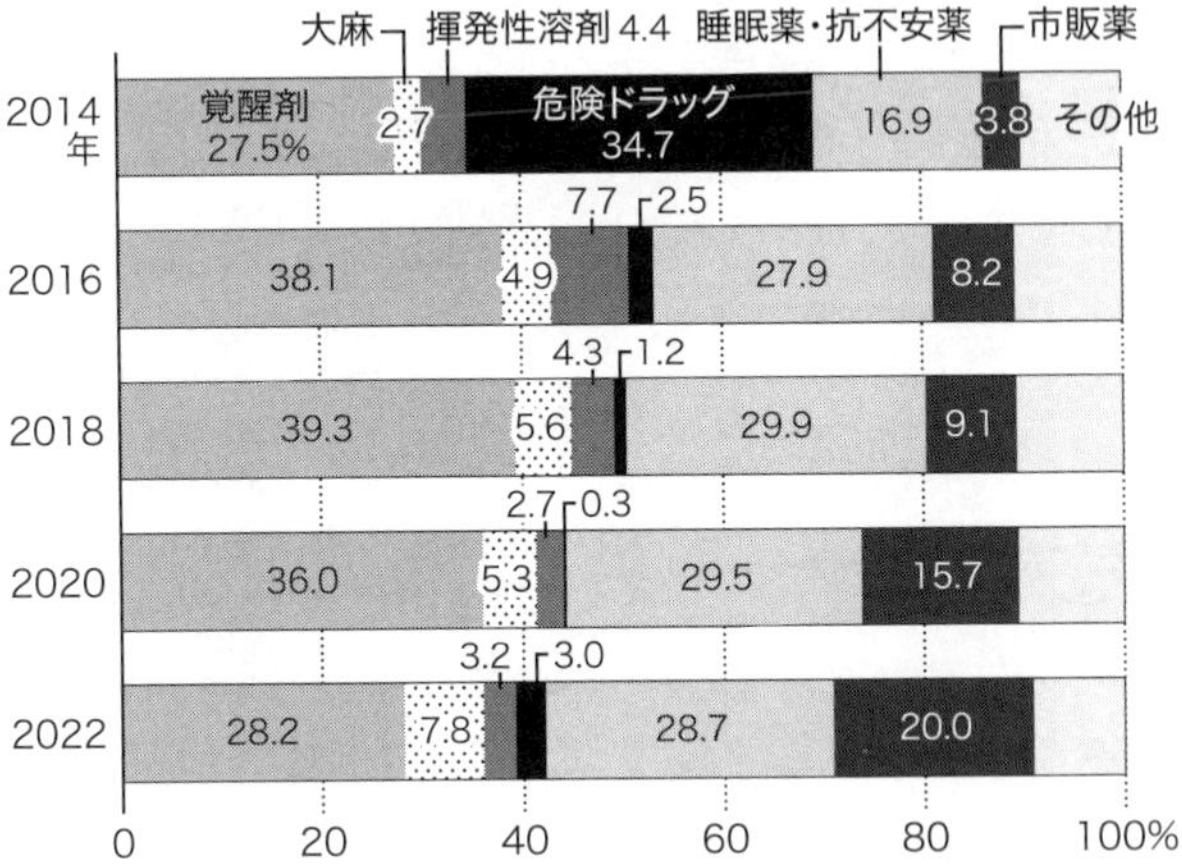

国立精神・神経医療研究センターによる調査

続けている。

年代別に比較すると、若年層での使用が顕著だ。22年の1036例のうち、30代以上の年代では、いずれも「覚醒剤」か「睡眠薬・抗不安薬」が最多の割合なのに対し、20代では「市販薬」が35・3%と最多、10代では68・4%が「市販薬」で、「覚醒剤」や「大麻」はいずれも10%に満たなかった。

規制対象だけで1500品目

では、どのような成分が乱用に使われているのか。22年の調査によれば、市販

1年以内に薬物使用がある患者の主な薬物

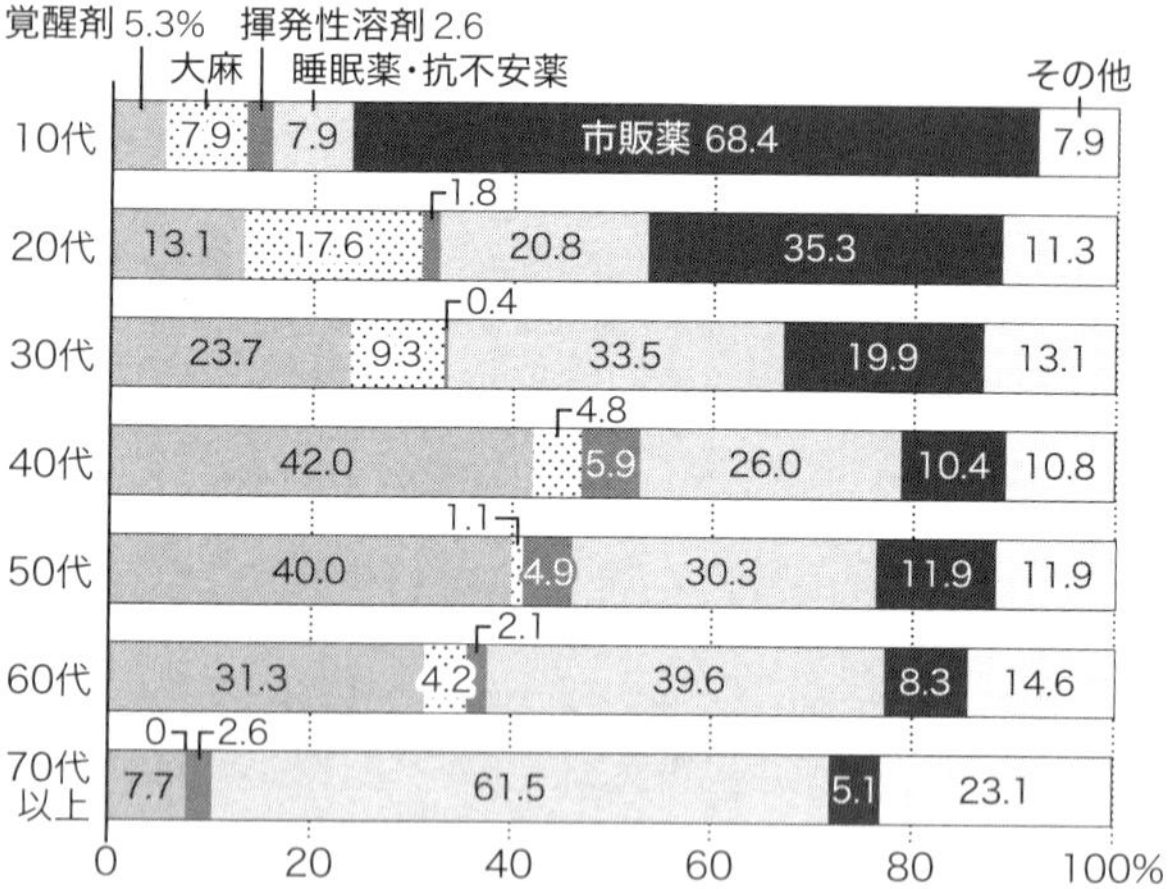

国立精神・神経医療研究センターによる調査（2022年）

薬を主に使う薬物とする症例の薬の内訳（複数選択）のうち、「コデイン含有群」が男性76・5％、女性71・6％となり男女ともに最も高かった。コデインは脳の延髄にある咳中枢に作用する成分で、せき止め薬や総合感冒薬などに使われている。たとえば市販薬のオーバードーズで以前から頻用されているせき止め薬には、有効成分として「ジヒドロコデイン」が含まれている。せき止め薬や風邪薬には他にも「メチルエフェドリン」という成分が入っている。「ジヒドロコデイン」「メチルエフェドリン」はそれぞれ、麻薬及び向精神薬取締法、覚醒剤取締法の規制対象となっている成分だが、低濃度ならば市販薬に含有されても問題はない。

市販薬のなかでこうした成分を含有する製品が乱用されてきたのは、以前から続く傾向だ。国はこうした現状を受け、「濫用等のおそれのある医薬品」として、14年から6成分を指定。含有する製品については販売規制を始めた。

具体的には、エフェドリン、コデイン（鎮咳去痰薬《ちんがいきょたん》に限る）、ジヒドロコデイン（鎮咳去痰薬に限る）、ブロモバレリル尿素、プソイドエフェドリン、メチルエフェドリン（鎮咳去痰薬のうち、内用液剤に限る）だ。該当する医薬品については、原則1人1個までの販売とし、複数の購入希望があった場合には理由・使用状況などを確認すること、中学生や高校生などの若年者が購入する場合は名前や年齢、使用状況を確認することなどが求められてきた。

国の調査では、こうした医薬品を複数個購入しようとしている購入者がいたときに適正に販売できている薬局は、規制が始まった14年には53％にとどまった。同年から市販薬の販売が解禁されたインターネットでは、54%だった。23年には薬局で78%、インターネットで82%まで上がった。

しかし、同成分を含むものの、販売規制の対象外となっている製品の乱用が広がるなどし、国はさらに規制を強めた。23年からは「鎮咳去痰薬に限る」などと製品を限定していたのを全て撤廃し、6成分「エフェドリン、コデイン、ジヒドロコデイン、ブロモバレリル尿素、プソイドエフェドリン、メチルエフェドリン」とした。ドラッグストアなどで「1人1個まで」などと注意が表示されているのはこうした製品だ。OTC医薬品を製造販売する製薬会社でつくる日本OTC医薬品協会によると、こうした6成分が含まれている製品は1500製品ほどがあるという。

規制対象外の乱用も

一方、現在規制対象になっていない成分のオーバードーズも深刻化している。コロナ禍前後で顕著な増加傾向にあるのが「デキストロメトルファン」だ。先述の22年の国立精神・神経医療研究センターの調査では、市販薬を主に使う薬物とする症例の薬のうち「デキストロメトルファン含有群」は男性7・6％、女性18・2％となり女性で多い。調査によると、デキストロメトルファンも咳中枢に作用する成分だが、乱用することで幻覚を誘発したり、興奮・錯乱状態を引き起こしたりする危険性がある。また、柑橘系果汁と合わせて服用することで代謝が阻害され、最悪の場合には血中濃度が急激に上昇し自発呼吸が抑制され、死に至る危険性もある。

また、21年に同成分を含む製品が市販薬として販売が始まったことに触れたうえで「20年調査ではデキストロメトルファン含有群に該当する市販薬は、乱用薬剤として浮かび上がってこなかった（略）。このタイプの市販薬が、この1、2年のうちに急速に若年層のあいだで支持を集めている可能性が危惧される」と関連を指摘した。そのほか、睡眠改善薬や抗アレルギー薬に含まれる「ジフェンヒドラミン主剤群」は男性3・4％、女性15・5％となり女性で多かった。調査は「デキストロメトルファン含有群やジフェンヒドラミン主剤群という新たな市販薬の台頭がみえてきた」とし、また「女性は男性と比較し市販薬について幅広く使用し、また同時に複数の市販薬を使用している可能性が示唆される」と結論づけた。

「自らを罰したい、傷つけたい」

また、救急搬送された症例をみると、高い自殺願望がうかがえるなど深刻な状況だ。21年から22年に市販薬のオーバードーズで救急医療機関7施設に救急搬送された122人を対象にした埼玉医科大学などの調査（救急医療における薬物関連中毒症例に関する実態調査：一般用医薬品を中心に）では、いくつかの傾向が明らかになっている。

まず、女性が97人と約8割を占め、平均年齢は25・8歳と若年女性が多い。また、目的は「自傷・自殺目的」が97件と最多で、「自傷」のなかには、「いなくなってしまいたい」「自らを罰したい、傷付けたい」といった理由もあった。「その他の目的」のなかには、「元気を出したい」「嫌なことを忘れたかった」「楽になりたかった」「薬をたくさん飲みたくなってしまうから」など、現実逃避を目的としていたり、薬の依存性につながるような理由もあげられた。薬の入手経路は実店舗での購入が6割強で、オーバードーズに使用された市販薬は83種類189品目に及んだ。

21年から22年に埼玉医大に市販薬のオーバードーズで搬送されたり来院したりした25人を対象とした調査では、女性が6割強の16人、平均年齢は23・3歳だった。目的は「死ぬため」が最多の17件、「気分不快感の解消」「気分や意欲をあげるため」が続いた。また、乱用や依存度の重症度を測ると、外来治療や集中治療が必要とされる中度以上が9人と3割超、日常的にオーバードーズをしていて依存が進行しているのが7人と3割程度だった。

考察では、「メンタルヘルスの不調を抱えながらもどうにか社会生活を送っていて、精神科医療や相談支援等につながっていない若者が自殺手段や不快気分の解消、つらい現状を忘れる方法として市販薬を過量服用している現状がある」「『市販薬の過量服用』であっても、自殺する危険性が高い心理状態であること、さらには依存症が加わると自殺の危険性がより高まること」「若者が捉える多様な心理社会的問題に対して、医師だけでなく看護師、薬剤師、臨床心理士、精神保健福祉士等が協働し、患者一人ひとりに対しての精神的治療を含む支援を提供することが重要である」などをあげている。

若年層全体では、どの程度の浸透がみられるのか。精神科臨床や救急医療の現場で若年層の市販薬乱用の増加が顕著にみられることをうけ、国立精神・神経医療研究センターでは21~22年、全国の全日制高校に通う高校生を対象に、初めて市販薬の乱用実態について調べた（薬物使用と生活に関する全国高校生調査）。飲酒や喫煙を含めた薬物使用の状況や、インターネットの使用時間などの生活実態を把握するための調査で、大麻などの違法薬物に加えて市販薬の乱用経験についても聞き、4万4613人を分析対象とした。

市販のせき止め薬、風邪薬、解熱鎮痛薬を、過去1年間に治療目的ではなく「ハイになるため、気分を変えるため」に決められた量や回数を超えて使用することがあったかどうかを聞き、全体の1・6%が「ある」と推計された。男性が1・2%、女性が1・

7%と女性の経験率が高く、学年が上がるにつれて増加していた。

一方、大麻や覚醒剤などの違法薬物についての使用経験では、大麻使用の経験率がもっとも高く、大麻の過去1年の経験率は全体が0・16%、男性が0・17%、女性が0・08%で、同様に学年が上がるにつれて増えた。これと比較し、市販薬乱用の経験率は10倍に相当する。

調査では「市販薬の乱用が違法薬物よりも深刻に広がっている可能性を示唆する結果といえる。また、市販薬乱用の経験率は男性よりも女性の方が高く、性差という観点においても大麻とはリスク層が異なる」と指摘している。

また、市販薬乱用の経験をもつ高校生は、経験がない高校生に比べ、睡眠時間が短い、朝食の摂食頻度が低い、家族全員での夕食頻度が低い、大人不在で過ごす時間が長い、親しく遊べる友人や相談ができる友人が少ない、悩み事があっても親(特に母親)に相談しない、コロナ禍でストレスを感じているといった生活上の特徴がみられた。インターネットの長時間使用(1日あたり6時間以上)の割合が高く、インターネットゲーム障害のリスクも高いという。

一方、22年の全国の中学生を対象にした調査（飲酒・喫煙・薬物乱用についての全国中学生意識・実態調査）では、5万3623人から有効回答を得た。市販薬を乱用することによって薬物依存症になる可能性があることについては「知っている」が全体の71・6%、一度に大量の薬を飲むことで死に至ることがある可能性は「知っている」が78%を占めた。

15〜64歳を対象にした23年の全国調査（薬物乱用・依存状況の実態把握のための全国調査と近年の動向を踏まえた大麻等の乱用に関する研究）では、3026人から有効回答を得た。市販薬の過去1年間の乱用経験率は、全体の0・75%で、過去1年以内に市販薬の乱用経験がある国民は約65万人と推計された。年代別でみると、15〜19歳が1・46%と最多で、次いで50〜59歳の1・24%だった。市販薬の乱用で薬物依存症になる可能性があることを「知っている」は77・5%、一度に大量の薬を飲むことで死に至る可能性を「知っている」は86・6%だった。

販売規制の強化へ

国はこうした現状を踏まえ、「濫用等のおそれのある医薬品」についてさらなる販売規制強化に乗り出そうとしている。インターネットやSNSなどによって医薬品に関するさまざまな情報が容易に入手可能となったことを背景に、市販薬の乱用など課題が新たに生じているとして、厚生労働省は検討会や部会で対策を議論してきた。そのなかでは、現状の規制では市販薬の乱用防止という目的を十分に達成できていないことや、販売ルールの遵守が徹底されていない実態があること、複数店舗を回って購入することを十分には抑止できていないこと、薬剤師などによる購入者への声かけや情報提供が適切に実施できているか疑問の声もあることなどがあげられた。

また、若年者による乱用は「社会的不安」が背景にあるため「自殺や社会的孤立への対策も医薬品の濫用防止に資する可能性がある」と指摘。薬剤師などが声かけや情報提供を行うことで、「ゲートキーパー」の役割を果たすことが重要だと考えられることや、

「医薬品の濫用対策は、国民への周知啓蒙、濫用している者に対する相談対応などの支援という本質的なところを、まず徹底的にやるというのが社会問題としてのオーバードーズの問題に取り組む一番基本的な課題」「社会全体として薬の使用についての教育が必要」といった販売規制にとどまらない対策が必要とする指摘も出た。

国がとりまとめた新たな販売規制案では、まず対面またはオンライン（映像と音声によるリアルタイムでの通信）による販売を原則とすることとした。購入者が20歳以上で小容量の製品1つのみの場合には、この範囲でないとした。まずは購入者が20歳以上かどうかを確認し、見た目だけで判別がつかない場合などは免許証や学生証などの提示を求める。20歳未満の場合は小容量で1個のみの販売とする。20歳未満の場合や、20歳以上でも小容量のものを複数買っていたり、大容量のものを買っていたりする場合には、身分証などで名前を確認のうえ、店舗の購入履歴で頻繁に購入していないかどうかの確認や、販売状況の記録を行うことを求める。また、乱用のおそれのある医薬品の陳列場所については、購入者の手の届かない場所に置くか、薬剤師や登録販売者が継続的に配置

市販薬のオーバードーズ対策

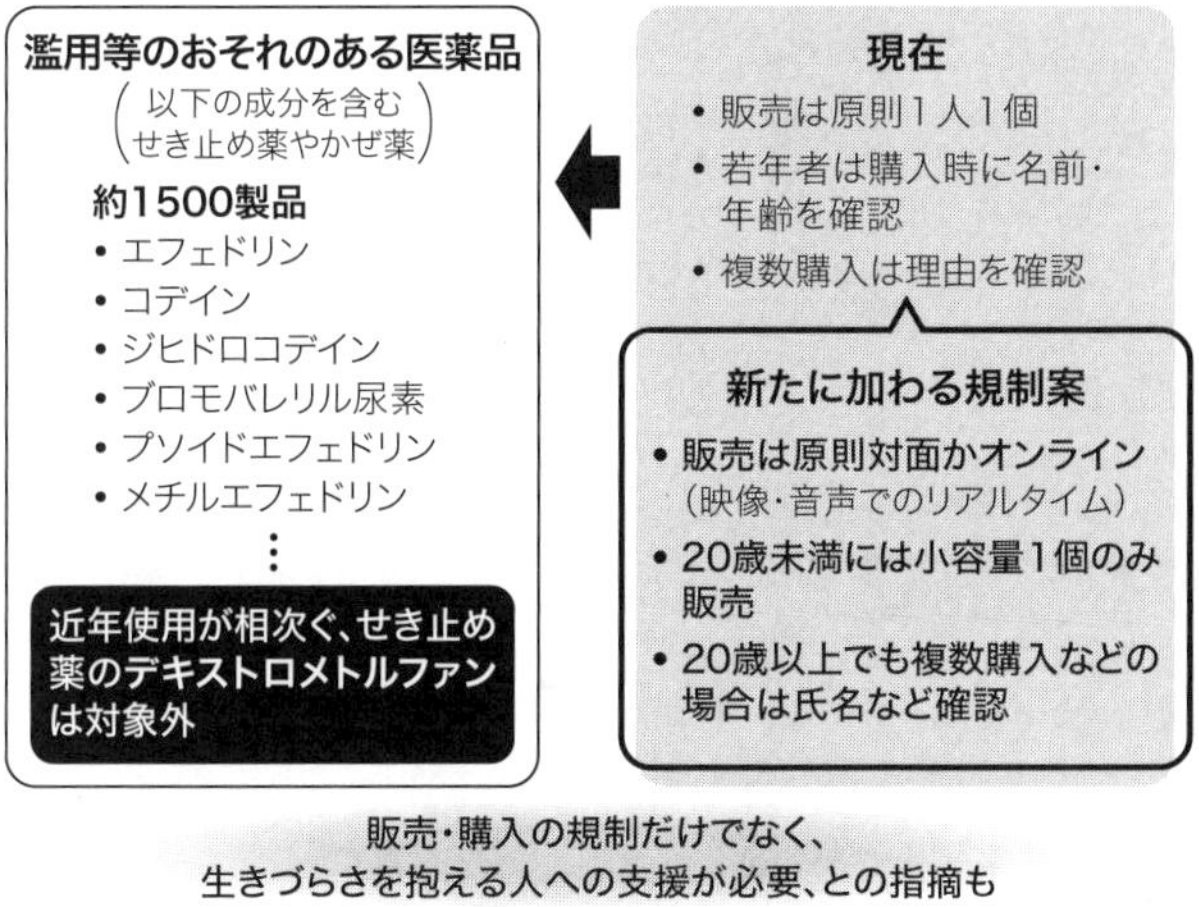
濫用等のおそれのある医薬品
（以下の成分を含むせき止め薬やかぜ薬）
約1500製品
• エフェドリン
• コデイン
• ジヒドロコデイン
• ブロモバレリル尿素
• プソイドエフェドリン
• メチルエフェドリン
⋮
近年使用が相次ぐ、せき止め薬のデキストロメトルファンは対象外
現在
• 販売は原則1人1個
• 若年者は購入時に名前・年齢を確認
• 複数購入は理由を確認
新たに加わる規制案
• 販売は原則対面かオンライン（映像・音声でのリアルタイム）
• 20歳未満には小容量1個のみ販売
• 20歳以上でも複数購入などの場合は氏名など確認
販売・購入の規制だけでなく、
生きづらさを抱える人への支援が必要、との指摘も

されることを前提に、目の届く範囲に陳列することとした。国は新たな販売規制案を盛り込んだ医薬品医療機器法の改正案について、25年の通常国会への提出を目指している（25年1月現在）。

ただ、課題も残る。問題視されてきた、複数の店舗をまわっての大量、頻回購入は今回の規制案でも防ぐことは難しい。また、「濫用等のおそれのある医薬品」として指定する成分について、拡大すべきだとの指摘がある。先述の調査のように、現在規制対象外となっている「デキストロメトルファン」を含むせき止め薬などのオーバードーズが深刻化しているためだ。国はオーバードーズの実態などについての調査結果を踏まえ、指定の拡大も含めて検討していくという。

日本OTC医薬品協会は、市販薬を必要とする生活者のアクセスを過度に制限することなく、適切な販売規制を進めていく「バランス」が必要だという。このため協会では、成分単位での販売規制やカウンター越しの陳列には反対をしてきた。成分ごとに規制対象を指定することで、実際にオーバードーズに使われている製品が一部であったとしても広く製品が販売規制されてしまうことや、カウンター越しに陳列するとなれば、風邪薬などの需要が高まる冬季などに店頭で行列ができてしまうことが想定されるという。

協会では、加盟する製薬会社に対し、これまで繁華街の薬局・ドラッグストアなどと協力し陳列を空き箱にしたり、オーバードーズが懸念される購買者には声かけをしたりするなどの対策をするよう働きかけてきたという。磯部総一郎理事長は現在国が検討している案について「かなり厳しい案という理解。しかし製造販売事業者として安全対策に責任があり、大変重要な問題として取り組まなければならない」と話す。

諸外国ではどのような規制をしているのだろうか。東京薬科大学などの調査（一般用医薬品の販売における薬剤師等による管理及び情報提供の適切な方法・実施体制の構築のための調査）によると、イギリスでは市販薬として、薬局の薬剤師の管理のもと処方箋なしで購入できる薬局販売医薬品と、スーパーなどでも買える自由販売医薬品がある。たとえば日本でも乱用のおそれのある成分として指定されているコデインリン酸塩などは、薬局販売医薬品に該当し、利用者が手にとれないように陳列されている。また、薬剤師がいなくても買うことができる自由販売医薬品については、乱用防止のために少量包装に限られている。薬局販売医薬品も自由販売医薬品もインターネット販売はされているが、薬局販売医薬品を買う場合には、詳細な患者情報を回答しないと購入できない仕組みになっているという。

アメリカでは、市販薬の製造と販売は米国食品医薬品局（ＦＤＡ）が規制している。

日本ではひとつの製品のなかに有効成分が複数配合されていることも多いが、アメリカでは有効成分が1つのものが主だ。外箱に、有効成分や分量、警告や副作用、服用方法など、どの製品でも決まった順番で定型化された表記がされており、購入者が適切なものを判断しやすいような仕組みとなっている。州によって規制が異なる部分もあるがコデインは処方薬となっているほか、エフェドリンなどは原則薬剤師などのいる薬局で、購入に身分証明が必要とされるという。インターネットでも市販薬は購入できるが、コデインを含むせき止めなどは購入ができない。

4章　薬に頼っても　戻れる場所を

市販薬のオーバードーズは、現代の子どもや若者だけの問題ではない。10代や20代でオーバードーズを経験し、回復してきた人たちが口をそろえるのは、「たとえ興味本位で始めたものだとしても、オーバードーズの裏には生きづらさがある。その生きづらさに向き合う支援が必要だ」ということだ。薬物依存症の当事者団体のメンバーは新たな居場所づくりを模索する。自身の苛烈な体験をもとに子どもや若者向けに「生きてほしい」と声を上げ続けている人もいる。

市販薬があるよ

薬物依存症の回復支援施設に「DARC」(Drug Addiction Rehabilitation Center、ダルク)がある。40年前の1985年に東京都に初めてでき、いまでは全国に施設がある。薬物依存症の当事者らが集まり、共同生活をおくりながらミーティングに参加するなどし、回復を目指す。覚醒剤や大麻といった違法薬物の依存でつながる人が多いが、近年急増する市販薬のオーバードーズの問題を受け、支援のありかたを模索している。

「千葉ダルク」の職員の田畑聡史さん（37）は市販薬のオーバードーズの経験者だ。市販薬や処方薬についての若年層の相談にのるほか、自身の経験を発信することで、なるべく早い段階から病院や支援団体などの相談につながってほしいという思いがある。

オーバードーズを始めたのは大学生のときだった。実家を離れ、大学近くのアパートでひとり暮らしをしていた。学費も家賃も両親が払ってくれており、日々の悩みといえば授業に行くのが面倒くさい、将来やりたいことも特にない、それぐらいのものだった。

大学2年生になったある日、住んでいたアパートの隣室に、高校の同級生が引っ越してきた。久しぶりの再会だ。「引っ越し祝いしようぜ」と盛り上がり、同級生の部屋を訪れた。昔話をしながら、同級生は乾燥した草のようなものを紙に巻いてくわえて吸っていた。当時、大学生の大麻使用が問題になり、ニュースで見たことがあった。なんとなく「大麻かな」と思った。

まもなくして再び隣の同級生の部屋を訪ねると「いる？」と聞かれた。「断ってここで人間関係を壊すより、1回ぐらいやってあとは断ればいいかな」と思った。特にやりたいこともない、学校の勉強も集中できない日々のなかで、「いけないことをしている」「悪いことを友だちと共有する」高揚感も期待していたのかもしれない。

そこから1カ月ほど、同級生の部屋で一緒に大麻を吸った。同級生に連れられて東京のクラブに行くと、MDMAなどの違法薬物を使っている仲間たちとつながった。楽しいと感じつつ、路上で警察官に職務質問を受けたこともあり、このままだとまずいなあとも感じていたころだった。

ある日、警察官が講師に来る授業があった。違法薬物について講師が「やっている人は目つきでわかるんですよ」と言ったとき、自分と目が合った気がした。「ばれているかも」とにわかに怖くなった。逮捕されたくない、家族にも迷惑をかけたくない。そんな思いが募り、思い切って「もうやめたい」と友だちに伝えた。すると、友だちはこう言った。「じゃあ市販薬があるよ」

段ボールだらけの部屋

1箱に20包のせき止めの粉薬。どんな効き目があるのかも知らないまま、1箱飲んだ。最初は少し高揚した感じがするぐらいで、あまり効果は感じなかった。ただ、お酒は飲むと気持ち悪くなるが、せき止め薬は悪酔いしなかった。高揚感がありつつ、体を動かすこともできるし、眠ることもできる。何かが劇的に変わったわけではないけれど、少し普段より楽しい気分が増した。以前と同じように同級生やその仲間と集まるときに、周りは違法薬物を使うなかで自分は市販薬を使った。「法に触れていないし、いいだろう」。最初はそれでも慎重だった。1日に飲む量は1、2箱ぐらい。

しかし、1、2カ月も経たないうちに、集まりにも顔を出さず大学にも通わず、アパートの自室に閉じこもりがちになった。効果が続くのは2、3時間で、薬の切れ目がしんどかった。1箱2000円ほどのせき止め薬を求め、複数の薬局をまわった。薬局をまわるのに忙しく、授業に行く気になれなかった。半額以下で買えると聞いて訪れた東京都内の薬局では、同年代の若者が大量の市販薬を買っていた。オンラインで段ボール単位で薬を買えることを知ると、次々に発注を繰り返した。部屋は段ボールだらけになった。

実家の母親には数日おきに電話をかけ、「教材が必要になった」などとうそをつき、数万円を無心した。このままじゃだめだ。そう思いつつ、薬を飲むと集中力が上がった。授業には行っていないのに、部屋で参考書を読むとなぜか没頭できた。薬の効き目が薄れると、また「俺何やってんだ。まずいな、もう一回薬飲もう」。その繰り返しだった。

外出するのは、薬局に行くのと飲食店のアルバイトだ。薬を買うために毎日欠かさずに行った。バイトの収入は1日1万円ほど。全て薬に使った。ガス代が払えなくなっても、水で体を洗ってバイトに出かけた。学校に来ないことを心配した友だちにも、「どうせばかにしてるんだろ」と自分から連絡を避けた。

オーバードーズという言葉は知らなかった。せき止め薬に含まれている依存性の高い成分についても知識はない。同じ薬のみを買い求め続けた。両親は何かがおかしいと気づき始めていた。実家に大学から届いた通知で、2年生の後期で全く学校に行っていないことがわかり、お金を無心する電話がしょっちゅうかかってくる。田畑さんは3年生に進級したが、前期も学校に行けない日が続いた。実家に帰ったとき、薬がぱんぱんにつまったカバンに両親が気づき、薬について調べ始めた。一度はひとり暮らしのアパートに戻ったものの、半年後に実家に連れ戻された。実家でも半年ほど、両親の金を盗むなどして薬を買い続けた。何度両親から「病院行こう」と言われたかわからない。無視して薬を使い続けた。

退院した足で

家族はこの間、自治体への相談などを経て、依存症当事者の家族会につながっていた。これまで「また薬を買うのか」と言ったり、どこに行くのかを細かく確認したり、口論ばかりだった両親の田畑さんへの接し方が変わった。「つらくなったら相談できるところがある。すぐに行かなくてもいいけれど、困ったらそこに行こう」と言われた。

自分でも問題だとわかっていた。「一回ぐらい話を聞いてもいいかな」と相談に行ったのが、依存症回復施設の「千葉ダルク」だった。同級生以外で初めて会う薬物使用経験者だった。「怒られて、やめろと説得されるんだろうな」と思っていたら、職員は「大変だよね」と言ってくれた。その職員もかつて、大学生のときにシンナーを乱用し、大学生活を台無しにしてしまった経験者だった。

「本当はやめなければいけないと思っている」。そう話すと、すぐに入院することを勧められた。「変わることができるのならば」と決断し、3カ月間を依存症外来のある病院の閉鎖病棟で過ごした。自分の生い立ちやどこで薬を使い始めたかなどを振り返るミーティングなどに参加し、入院する仲間とどうしたら薬を断って生きていくことができるだろうか、と話もした。

薬がなくても生きていける、千葉ダルクにはもう通う必要はない。退院を前に両親に話すと、「ダルクか自助グループに通い続けてほしい」と反対された。田畑さんは反発した。「3カ月使ってないのに、なんでわかってくれないんだろう。もうやめられてるじゃん」。言うことを聞かないなら実家には帰らず自立してほしいと言う両親から、2

万円だけをもらった。病院に持ち込めなかった荷物も携帯も実家に残したままだ。住み込みのアルバイトを探して携帯を契約し、漫画喫茶で過ごすしかないかなあと最初は考えた。

実際には、退院したその足で、病院の最寄り駅のドラッグストアに行き、全額を使いせき止め薬を買って飲んだ。「あれ、本当に治らないいんだな」とはっとした。

薬をやめて、ダルク職員に

冬の寒さに震えながら公園のベンチに座り、3、4日そこで過ごした。死にたくない。最寄り駅で、たまたま同じ病院から退院した仲間に出会った。仲間が貸してくれた携帯で、持っていた千葉ダルクの名刺をたよりに電話をかけ、入所した。「待っていたよ」と知った顔の職員が迎えてくれた。大学はやめた。

日中はミーティングをし、食事や洗濯は当番制で部屋は相部屋。そんな生活を続けた。薬を勝手に使わないよう、自由に使えるお金は限られていた。3カ月が経ったころ、ようやく一人での行動やお金を自由に使うことが許されたタイミングで、またせき止め薬を使った。2、3日だましだまし薬を使用したが、隠れて使っている自分が情けなくなり、「すみません、本当に薬が止まりません」と打ち明けた。薬をやめて、大学で勉強し直したい。アルバイトをしながら数百万円を貯めて、ひとり暮らしを始め、別の大学に入学した。

家族の世話にもならず、ダルクも卒業できた。自分で稼いだお金で自由に過ごすことができる学生生活にはしゃいだ。前の大学では、2年生から薬ばかりの生活になって普通の大学生活を送ってこられなかった分、彼女ができたり、フットサルのサークルに入ったりと、授業以外のことに夢中になった。授業に顔を出すのは週に2、3日。薬は使用していないけれど、大学にまともに通っていない状況は以前と変わらない。あるとき、田畑さんの状況に気づいたダルクの先輩に「この生活が続くと、また、昔と同じようなことになるぞ」と言われた。

「同じことは繰り返したくない」。ダルクに戻り職員として働きながら、大学はやめて通信の大学に切り替えて卒業した。薬が止まってから15年になる。いまは職員として相談を受ける側だ。ダルクの中心は、覚醒剤などの違法薬物の経験者で年齢も比較的高い。これまで通りの活動だけでは、市販薬を乱用する10代の若者に手をさしのべられるのか懸念もある。当事者たちの相談もさまざまだ。家族は困り果てていても、本人が問題だと感じていないこともある。「何か困っていることない?」と聞いても「特にない」と言われれば、「何かあったら電話してよ」と名刺を渡すことぐらいしかできない。

それぞれの生きづらさ

なぜ、自分は市販薬をオーバードーズしたのか。振り返ってみると、学校の新しい環境に自分から飛び込むことが難しかったのかもしれないと思う。ひとりっ子で年上のきょうだいもおらず、大学の様子などがわからなくてこの先どうなるかが不安だった。相談相手が全くいなかったわけではない。ただ、小学生のころから自分は周りとは何かが違うと感じる気持ちがあったように思う。「生きづらさとか考えてなかったけど、ちょっと浮いているような感じというか。いじめられてたわけでもないし友だちもいたんだけど、よく考えるとコンプレックスみたいなのがあって、ひとり暮らしをしたことで大きくなったのかな」

大学に入り、やりたいことや進路が決められないなかで、薬を使うコミュニティがあり、「ぽんって飛び込んで、気づいたらはまっていた」。コロナ禍では、千葉ダルクにも10代の若者やその家族が相談に来た。自分で決められない不安感や、居場所のなさはかつての自分と同じだと感じる。「なんとなく学校でうまくなじめない」といった悩みもあれば、保護者の暴力で家庭内に居場所がないなど、さまざまだ。繁華街などに行って薬を使うことが、自分に不足しているものの代わりの居場所となっているのも、自分と変わらないと感じる。「彼らは彼らなりに生きづらさがある」

薬を使っている仲間たちとの人間関係で成り立っている居場所、つらい気持ちをはらすため、何とか自殺をせずに生きるため――。今オーバードーズをしている真っ最中の人にとっては、「いくら周りが悪いといっても、使う『メリット』がある」。さまざまな理由があるからこそ、解決策はひとつではない。自分の経験から言えることは、本人が「相談したい」「助けてほしい」と思えなければ、なかなか回復につながっていくことは難しいということだ。相談することができず、薬に頼り始めてから何年も経ち、ようやく相談に訪れたときには40代、50代になってしまったという人も多く見てきた。身近にいる家族も含め、少しでも困りごとがあったら早くから相談につながってほしい。そう願っている。

OD専門の「倶楽部」

大阪ダルクには市販薬・処方薬を過剰摂取する経験者が集まり、気持ちを分かち合う自助グループのようなプログラムがある。その名も「OD倶楽部」。市販薬のオーバードーズやリストカットなどの自傷行為を経験してきた大阪ダルク代表の倉田めばさんが、市販薬や処方薬のオーバードーズの経験者に特化し、安心してつながれる居場所をつくろうと、2022年から始めた。「40年前、20代の自分も居場所がなかった。ずっと悩んできたけど、本当はそういう人っていっぱいいたんだなって、いまになってすごい安心したんだ」とめばさんは言う。

使うのはタブレット1台だけだ。対面とオンラインの両方で、自分では話をせずに聞くだけの参加もできる。従来のダルクのミーティングは、「薬物依存症」の当事者が薬をやめ、「回復」を目指すことが目的だ。ただ、初めてミーティングに参加する人のなかには「依存」や「回復」といった言葉になじみがない人や、言葉を知っていても自分自身にあてはめられることに違和感がある人もいる。ＯＤ倶楽部では、参加者が依存症について話すのは自由だが、運用するなかでは依存症に関連する言葉は使っていない。断薬もせまらず、薬を使いながら参加してもよい。

22年12月から始め、24年11月まで１００人超、のべ約８００人の参加があった。年代やジェンダーは問わず、ニックネームやファーストネームと、住んでいる地域のみを聞く。オンラインでの参加が大半で、北海道から東北、北陸、関西、中国地方までさまざまな地域からアクセスがある。自分から申告した人のなかでは10〜80代、女性が多い傾向だという。入院中の病院からつないだり、自宅で画面をオフにして聞いたり、家族と参加したりする人もいる。市販薬、処方薬、どちらの乱用も経験してきた人もいる。

毎回のテーマはさまざまだ。参加者のなかで直近1週間のできごとや悩みをざっくばらんに話してそのなかから決める。「とらわれ」「自分の癒やし方」「人間関係」「オーバードーズしてしまったらどうするか」。さびしさが消えない、支援者とうまく人間関係が築けない——。1時間のミーティングのなかでたくさんの話が出てくる。ミーティングを終了した後も、残って雑談を楽しむ人たちもいる。


参加者と話していて感じるのは、「孤立を感じている」「痛みを一時的にでも和らげるためにオーバードーズをしている」人が多いということだ。なかには、若いころは人とのつながりがあったが年をとるにつれて少なくなり、現在は独居でケースワーカーや訪問看護の職員などの支援者だけとかろうじてつながっているような人もいる。

オーバードーズをしている10代にとっては、心の底で誰かに助けを求めていながらも、薬に頼ることで助けられていたり、薬を使うことで誰かとつながり孤立から抜け出すことができたりしている側面もあると、自分の体験と重ね合わせて感じている。「若い人が薬や自傷行為を必要としてることは肯定はできないけれども、かつての私のような人たちがいる」と言う。

目の前の時間を消したい

めばさんが自身の生い立ちを振り返ると、家族との関係のなかに薬に頼っていくきっかけがあった。3人きょうだいの長男として生まれ、母親の大きな期待を背負った。学校の宿題のほかにも全教科の問題集を解き、習い事も毎日のように通った。中学受験をして進学校の国立の中学校に入学し、1年生のときはトップの成績を収めたが、2年生になると成績が落ちていった。母親の要求に応えることができない自分に絶望した。そんな自分なら、いっそのことおちぶれて不良になった方がいい。そう思い、優秀で家庭環境にも恵まれた同級生に囲まれるなか、ひとりシンナーを吸い始めた。

自傷行為を始めたのは、高校に入学してからの母親の行動がきっかけだ。当時付き合っていた交際相手の家族に、母親が突然「息子は受験勉強しなければいけないから、別れさせてほしい」と伝えに行った。交際相手と別れることになり、あまりの怒りと悲しさに、自宅でリストカットをした。それから、時々リストカットをするようになった。

市販薬のオーバードーズを始めたのも16歳のころだ。ゆううつな日々を過ごすのに、オーバードーズをすれば目の前の時間をやり過ごすことができるかもしれないと思った。自分に合う薬があればと薬局に行ってさまざまな薬を試し、鎮痛薬など3種類の薬をオーバードーズするようになった。定められた用量を飲むこともあれば、2倍3倍の量を飲んで、「ほろ酔い」のような気持ちになることもある。何もかもがいやになって、「目の前の時間を消すために」2箱ほどを一気に飲むこともあった。

高校卒業とともに家を出たが、薬や自傷行為はやめられなかった。本当に死ぬつもりはないけれど、そういう気分を味わいたい。そんな意味で、そのころ出会った自傷行為をする友だちと、リストカットやオーバードーズを「未遂遊戯」と呼んでいた。精神科への入院を繰り返し、29歳のときに初めて市販薬や処方薬の乱用、依存や自傷を何とかしなければ「このまま人生が終わってしまう」と思い、自分から入院を選択した。

退院後、依存症の当事者らが集まり回復を目指す自助グループへの参加を勧められたが、当時はまだ薬物依存症に特化した自助グループがなかった。そのため、アルコール依存症の当事者が集まる自助グループに参加することにした。集まっているのは親と同年代のアルコール依存症の当事者たちだ。最初は心を開くことができなかったが、1カ月ほどでなじんでいく自分がいることに気づいた。少しずつ笑えるようになり、「親とはうまくしゃべれないのに、ここの人たちとはおしゃべりできるんだな」と不思議な感覚だった。オーバードーズは自分ひとりの力ではどうにもならない問題だとわかった。

薬をやめて10年が経ったころ、以前から感じてきた男性という性別への違和感で、ホルモン治療を始めた。振り返れば、5歳のころから自身に割り当てられた性別にぼんやりと違和感を感じていた。勉強もスポーツも音楽も、何でもできる「優秀な長男」として育てようとしていた母親だったが、一方で二人きりになると、「最初の子どもは本当は女の子がよかった」と何度も言ってきた。こうした母親の言動が自分のアイデンティティに影響していたのだということに気づいたのは、ずっと後になってからだ。

なじめず悩んだ居場所

依存症の当事者たちとつながることが自分の支えになってきたという確信がある。1993年に大阪ダルクを立ち上げて代表をつとめるなど、依存症当事者たちの回復の手助けに努めてきた。しかし一方で、覚醒剤など違法薬物の利用者が中心のなかで、シンナーや大麻は使ったことがあっても、最終的に市販薬や処方薬のオーバードーズが止まらなかった自分は、「ここになじめていない」という感覚ももってきた。

つらい経験やトラウマを背景に、薬物やアルコールを乱用し依存するという点では他の依存症と共通するとも感じている。ただ、自分自身が行ってきたオーバードーズやリストカット、アームカットをする人たちだけの共通点がありはしないだろうか。既存の支援の枠組みだけではこぼれ落ちてしまうことも多い市販薬のオーバードーズ経験者たちが安心して話すことができるよう、当事者である自分がピアサポート（当事者による支え合い）をやってみようかと考えた。

依存症とは何なのか、自分は依存症なのか。およそ30年前、ダルクの創始者に大阪ダルクの代表を頼まれた。悩みながらも、めばさんが代表を引き受けたのにはきっかけがある。それは、イタリアの薬物依存からの回復に取り組む当事者団体を訪れたときに聞いた「社会が薬物を使うように若者を追いやった以上、戻ってくる居場所をつくるのも社会の責任だ」という言葉だ。

日本では薬物乱用者に対する差別は根強く「社会で責任をとる」となれば、画一的なマニュアルをつくって管理することや、監視を強くすることに重きが置かれすぎていないだろうか。薬物乱用の場合、その根底には薬物乱用者に対する日本社会の根強いスティグマ（負の烙印《らくいん》）があると思う。「危険ドラッグ、大麻、市販薬、なんであっても、薬物乱用そのものを社会全体が戦いを挑むべき現象だととらえてしまっている。それは、

『ダメ。ゼッタイ。』の旗印のもとに、薬物を使っている人を社会から排除しようというスタンスから抜け出せていないことになる」

ふらっと立ち寄って

一方で、薬物依存は命を奪う病でもある。薬を使うことで苦しい気持ちから瞬間的に救われたり、日々生き延びることができたりする一方で、薬を使い続けていると「死に至る病になってしまうこともまた事実だ」とめばさんは話す。身の回りの人間関係が全て壊れてしまったり、心身がぼろぼろになって入院に至ったりするなど、さまざまなものを失うことで初めてオーバードーズが止まる人もいるが、その前に命を落としてしまう人もいる。

実際に、「OD倶楽部に参加したい」と連絡をくれた20代の人は、予定していたミーティングをオーバードーズでキャンセルし続け、結局一度もつながらないまま亡くなってしまった。「生きるためにやってることが、死に至る病になってしまう。その両方があるんだということをまず理解しないといけない」

薬で一時的に消し去っていたつらさは、薬をやめることで向き合う必要が出てくる。めばさん自身も「死にたい」という気持ちが強くわいてきたのは薬をやめてからだった。薬をやることで、いまこの瞬間がいやでたまらないと思う気持ちを消し去ることができたが、薬をやめるとその気持ちに自ら向き合わないといけない。そうした気持ちが出てきたときに、具体的に「これをやろう」と決めておくのも大事だという。めばさんの場合は、何もかもがどうにもならなくなったときには「ここに行こう」という国を決めている。

排除ではなく、つながることができる居場所をつくりたい。学校の薬物乱用防止教室に呼ばれたときも、これまでは違法薬物の危険性を中心に話してきたが、最近は市販薬や処方薬のオーバードーズの話をするようになった。違法薬物については実感のない顔をして話を聞いている学生が多いが、市販薬や自傷について話をすると、のめりこんで聞いている学生も多い。写真や詩が好きだっためばさんが若いころ、ふらっと立ち寄る街中のそこかしこには、うるさいことを言わずに迎えて遊んでくれる「ちょっと不良な」大人たちがいた。「私もそんな風になりたいんだよね」とめばさんは笑う。

大人たちへの憎しみ

NPO法人ASK（アルコール薬物問題全国市民協会）の風間暁《あかつき》さん（33）は、苦しい10代を薬物を使いながら生き延びてきた。依存症の当事者が回復しやすい社会のため、いまを生きる子どもたちに、「自分と同じように苦しんでほしくない」と飾らない言葉遣いで著書や講演を通じてさまざまな発信を続けてきた。

風間さんは両親と3人家族だった。幼稚園のころから母親の虐待があった。ピアノが得意だった風間さんに大きな期待をした母親は、「この子なら音大に行ける」と何時間も練習をさせ、ミスをすると食事を出してくれなかった。馬乗りになって殴られるなどの日常的な暴力に加え、手足を後ろでひもで縛られ口にガムテープをされて、新聞紙が入った押し入れに数日間閉じ込められた。いまでも忘れられないのは、母親が毎日のように泣きながら「お前なんか産まなければよかった」と言ってきたことだ。

父親も母親の味方だった。母親に抵抗すると、父親がストーブを蹴り倒して「母親に向かってなんだ！」と激高した。「お前は賢いんだからママを怒らせないように上手に立ち回れるだろう」と説得されたこともあった。

教員にも不信感がつのった。家でご飯をろくに食べさせてもらえないため、小学校で給食を出されても、いきなりたくさん食べることができない。給食を残すと、担任が「海の向こうでは、ご飯を食べることができず、飢えてお腹を空かせている子がいるのよ」と怒る。「目の前にいるのにな。先生は何もわかっていなくてばかだな」と思った。

転機は小学4年生のときに、父親が飲酒運転で事故を起こしたことだ。母親に連れられて被害者の家族のもとへ謝罪に行くと、「その子が代わりにひかれればよかったのに」と言われた。このとき、「大人はみんな、私がいない方がいいんだな」と強く思った。家の前に「犯罪者の家」などと貼り紙をされたこともある。母親が見たら大変なことになる、と自分ではがして、「何もなかったよ」と母親に笑顔を見せた。

事故をきっかけに両親が離婚し、母親と転居した。転校した小学校は荒れていて、いわゆる非行グループがあった。そこで出会った友だちは、親を亡くしたり、家族が刑務所に入っていたりといった境遇だった。親がいない、誰にも頼ることができない。そんな自分にとっての当たり前を共有できる仲間たちだった。生まれて初めて「生きてて楽しい」「こんなに心から笑ったことはない」と感じる居場所ができた。酒を回し飲みして、タバコ、ガス、シンナーを吸った。幸せだった。

でも、周りの大人は「不良」というレッテルを貼り、「家に帰れ」「親御さんが心配してるぞ」と注意してくる。「こっちのことなんか何も知らないくせに」と憎み、「絶対大人の言うことなんか聞かない」「大人が勝手に決めた法律なんて破ってやる」と心に誓った。

シラフがつらすぎて

補導されたのをきっかけに、生活指導が必要とされる子どもなどが暮らす児童自立支援施設に入った。家を離れても、毎日が「地獄」だった。生活する寮も通学先の学校も施設内にあり、24時間上級生らによる凄惨ないじめが横行していた。教職員は何もしてくれず、記憶を失ったり人格が複数に分かれたりする心の病である解離性障害と精神科医に診断された。先輩に「こんなことしてたぞ」と言われても、自分のやったことの記憶がない。「覚えていない」と答えると、「うそつき」呼ばわりされる。処方薬の量がどんどん増えていった。

あるとき、「この薬をたくさん飲めばもう起きなくてすむかもしれない」と思った。飲んだふりをしてためた薬を一気に飲んで、救急搬送された。施設にいるよりも、病院にいる方がましだった。その後もオーバードーズを繰り返し、窓ガラスを割って体を切ったり、クレンザーを一気飲みしたりして、たびたび救急搬送された。そうした状況に、さらに上級生や職員によるいじめがひどくなった。

食べ物を一切食べないハンガーストライキを起こして強制的に退所させられると、10代の後半は、ほぼ実家に帰らず、知らない大人や友だちの家を転々として、ずっと薬物を使った。いつ死んでもよかった。憎い大人たちを片っ端から殺して自分も死のうと、真剣に計画を立てたことすらあった。

薬物を使って気持ちをまひさせごまかすことで、なんとかそうした行動をせずにすんだ。シラフで過ごす毎日は、あまりにもつらかった。でも、薬物を使えば大人への憎しみが鎮まり、虐待のフラッシュバックがおさまり、自殺しようとするのを止めることができた。覚醒剤、処方薬、市販薬……。あらゆる薬物をやめられずに使い続け、当時の記憶はあまり残っていない。薬を使い続ける自分に、周りの友だちも離れていくのを感じた。

よくぞ生き延びた

ふと思った。「『産まなければよかった』と言われ続けてたんだから、とっとと死ねばよかった。無理してがんばって生きちゃったから、こんなに薬が必要になっちゃったんだなあ」

19歳のとき、違法薬物も市販薬も手当たり次第あるだけ飲んで、自殺をはかった。昏睡状態に陥り、救急搬送されて救命措置を受けた病院で、初めて薬物依存症と診断された。依存症外来は、主治医との折り合いがつかず、行かなくなった。薬物をやめたあとも、薬物に頼らないように今度は酒を飲み続けた。「酒なら合法だしいいでしょ？」と思っていた。

やめるきっかけは、子どもを授かったことだ。「子どものために薬や酒をやめよう」と初めて思えた。このころ、信頼できる依存症外来の医師を探して出会った精神科医の松本俊彦さんや、NPO法人ASKの代表今成知美さんとの出会いもまた、大きなきっかけになった。初めて会ったとき「よくぞ生き延びた」「生き抜いてきてくれてありがとう」と目を見て言ってもらえた。「そうだよね。私、ずっとがんばってきたよね」。初めて認めてもらえたことに涙が止まらなかった。「行動も存在も否定されてばかりだった人生が、大きく変わった瞬間です」という。

いまでも、「死にたい」という気持ちになったり、過去のトラウマ体験に取り込まれそうになったりするときもある。ドラッグストアに買い物に行けば、どんな薬があるのかつい見てしまうこともある。でも、子どもたちや仲間と過ごす時間があれば、全てを放り出して薬をやる覚悟はない。ポケモンやスプラトゥーンなどのゲームが好きで、「好きなこと」が自分を助けてくれると感じている。

仕事、趣味、家族……。程度次第だが、人は何かに依存せずには生きられない。依存先を分散し、何かひとつだけにのめり込みすぎないよう、たくさんの「好き」を見つけることが大切だという。

尊厳を守って生きる

自身の体験をもとに文筆業を続ける風間さんは、2023年、子ども・若者向けに書いた『専門家と回復者に聞く　学校で教えてくれない　本当の依存症』（合同出版）を出版した。薬物やアルコール、ギャンブルといった依存症についての解説や、依存症や当事者をめぐる誤解や差別、当事者や周りの人がつながることができる支援などについて、イラストを交えながら子どもが専門家などに問いかけるやりとり形式で書かれている。自身が薬物依存症になった風間さんが大切にしたのは、子どものころから身につけてほしい「ライフスキル」だ。

本のなかには、自分が傷つきいやだと思ったことを抱え込まずに他者に伝えていく方法や、親の期待に応えようとがんばりすぎてしまうなど、自分と相手をうまく線引きできない家族や友人関係のなかにいるときには「自分と相手は違う人間なんだ」という「境界線」をひいて自分の尊厳を守ること、自分が自分の一番の理解者であり、どんな感情になったときもそばにいて受け止めてくれる「自分の親友になる」ということなどを盛り込んだ。

風間さんは「自分が好きになれなかった。ずっとずっと自分が嫌いだったんだよ。だから自分じゃない誰かに、『私のことを好きになって』って、長い間求めていたんだよね。そして期待通りに私を好きになってくれない人に向かって怒りながら、『やっぱりあなたも私を嫌うんだね』って、それまでの人生で溜め込んできた悲しみをぶつけた。そうやって、大切だったはずの人間関係をたくさん壊してきちゃったんだ」と書いた。そして、「自分や相手をむやみに否定したり侵害したりせず、お互いの尊厳を守って生きていく。このことは依存症の予防にもなるんです」という。

また、虐待や貧困、いじめや障害などさまざまな生きづらさを抱えた子どもたちに向け、子どもに向き合う仕事をしてきた大人たちが言葉を寄せた『「助けて」が言えない 子ども編』（日本評論社）では、こう呼びかけた。「人を信じるって、むずかしいよね。いろんな大人からさんざん裏切られてきたんだから、今さら『助けて』なんて言ったたってどうせ裏切られるだけじゃんって思っちゃう気持ち、痛いほどよくわかるよ。だって、ここまで誰も助けてくれなかったじゃんね」

遅効性の愛情

社会問題化するオーバードーズについて「トー横の問題」「若者の問題」と語られるのは、「矮小化《わいしょうか》で責任転嫁だ」と風間さんは言う。

「子どもは大人に比べて未熟な存在かもしれないけど、乱用しているのには理由があるはずだし、『じゃあそうさせたの誰よ』という言い分もあるはず。どんな人でも安全に生きられるように法律や制度があるはずですよね。それを整えられていないことを大人が省みる必要がある」

かつては家庭に居場所がない子どもたちは、居酒屋やコンビニの前にたまっていることができた。いまは地域でそうしたことが許されない風潮が強まる。

地域から追いやられた子どもたちが集まってオーバードーズしている場所が、たまたまトー横やグリ下などの繁華街に限定されてきただけだ、と風間さんは指摘する。オーバードーズを始めたのは、「興味本位」だと話す子どもたちも多い。でも「興味本位でやる背景に何があるのって言ったら、それは生きづらさ。そうじゃなかったらそもそもオーバードーズしようなんて興味を持たないと思う」。

興味本位で始めたオーバードーズでも、救急搬送を繰り返す、最悪の場合は死に至ってしまうなど、ゆゆしき事態にもなっている。それでもやめられない、とにかくいまがつらくて、生きている価値がないと感じる子どもたちに、何を伝えられるだろうか。

風間さんがつらい10代をともに生きた仲間たちや、自身が回復してからつながった子どもたちも、何十人も自死で亡くなった。あと何人が命を落とせば、社会が変わるんだろう、といつも思う。

「渦中にいる子たちに『君はひとりの大切な人間だよ』って伝えても、鼻で笑われると思う。私は『もう全部大人のせいにして怒っていこうぜ』って言いたい。たとえば虐待されると、『自分が悪い』『生まれてきたのが間違いだった』って思っちゃうけど、『いや親が悪くね?』って。でももっと考えると、親も追い詰められてたかもしれない。そうなると、『おかしいのは社会とか政治じゃね?』って」

小学生のころ、「不良」とみられていた仲間たちと出会えたことは自分にとって大きな財産だ。自分の苦しさは、子どもである自分のせいではなく、助けてくれなかった大人や社会の責任からくるものであって、「自分の怒りは間違っていない」と思えたからだ。

いまならば「信用できる人間も世の中にはいる」と思うことができる。一方で、愛情は「遅効性」だとも思う。10代のころ、愛情や思いやりを与えられても、自分には受け取ってためこむ器が備わっていなかった。だから、受け取ることができず、「うるせーバーカ。何がわかるんだよ」とザバザバと流れていく一方だった。でも、それから時間が経って、後の自分が「入院していた病院の看護師さん、あのころめっちゃ気にかけてくれたな」などと気づくことができた。

「そういう『遅効性』の愛情があったからいまの私がいる。私の場合は、そこを通過したことで、シラフで生きていく準備が整ったような気がします。渦中にいると信じられないかもしれないけどね。人って、いつからでもやり直せるし、回復できるんですよ。だから、あきらめないで、とにかく生きてさえいてくれたら。若者が生きやすくなるように整えるのは、大人の仕事です。私もがんばります」

5章　「痛み」に寄り添うために

自殺予防の分野では、「ゲートキーパー（門番）」の存在が大切だとされている。悩みや孤独を抱えている人の存在に気づき、声をかけて寄り添い、必要な支援につなげていく役割のことだ。「死にたい」と考える人のなかには、うつ病などの精神疾患に対して処方される向精神薬や、依存性の高い成分を含む市販薬などを大量に服薬する人もいる。こうしたオーバードーズが止められない人に対し、薬局などで直接対面して薬を渡すことができる薬剤師が、「ゲートキーパー」となれないか、取り組みが進んでいる。また、学校の薬物乱用防止教育では、「ダメ。ゼッタイ。」などと薬物依存の危険性ばかりが強調されてきた。薬物依存症の当事者への偏見や差別を助長していると指摘されており、回復や社会のつながりを重視した教育に見直すことができないか、研究もされている。

薬剤師が「門番」に

高知県薬剤師会は、およそ15年前から薬剤師のゲートキーパー化に取り組んできた。理由は、自殺率の高さだ。全国的にも自殺率は減少傾向にあるが、２０２２年の人口10

万人あたりの自殺者数をみると、高知県が20・2人と全国平均の17・5人に比べ高い傾向が続いている。県として力を入れているのが関係機関が連携した自殺予防対策だ。09年から県自殺対策行動計画を策定し、相談体制の充実などに取り組んできた。

その一環で行っているのが、県薬剤師会のゲートキーパー研修だ。11年から毎年1回、専門家や薬物依存症の当事者団体などを招き、悩みを抱えた患者にどのように関わることができるかを実践的に学ぶ。県薬剤師会によると、毎年1回、50~60人の薬剤師が参加している。

「薬をもらいにくる間隔が短くなった。残薬がまだあるはずなのに」「色々な医療機関から同じ薬を処方されているようだ」――。薬の過剰摂取のリスクに気づくきっかけはさまざまだ。まずは、体調の変化がないか、困っていることはないかなどを傾聴することから始め、聴くだけではなく対話につなげていく。研修では、実際に薬剤師と患者に役割を分けて対話のロールプレイングを行う。たとえば、次のようなやりとりだ。

「いつもより元気がないような気がして」と調子をたずねる。「大丈夫ですよ、ありがとうございます」と患者が応じた場合に、「よかったらお話ししませんか？　先ほど大丈夫っておっしゃってましたが、本当は悩み事があるんじゃないですか？」と一歩進んで質問を投げかける。

「早く亡くなった家族のところに行きたい」など、死にたい気持ちを疑うようなことがあれば、「間違っていたらすみません。先ほどのお話は死にたい気持ちがあるということでしょうか？」など、サインに気づき、声をかけて話を聞く。「いま楽しみになっていることはないですか」「ご自宅に戻ったらおひとりですか」など、生きたいと思う理由や、相談できる相手などを聞き取る。「一緒に相談しましょう」「代わりにご説明しますよ」など、「一緒に」「代わりに」を伝えながら、「またこちらにいらしてくださいね」とフォローすることを伝える。

必要があれば、地域の精神保健福祉センターにつなぐこともある。悩みを聞いたときに、薬剤師自身が孤立することなく相談できるよう、地域の関係機関とつながっておくことも必要だ。

対話で気づいた悩み

薬剤師がゲートキーパーとして大切な役割を果たしていることを示す具体的な事例を紹介したい。およそ10年ほど前からゲートキーパー研修に参加しているエール薬局あき店（安芸市）の田村昌士さんは、それまではなかなか患者に話しかけることができず、特に精神科から処方されている薬については、処方されている理由などを聞きづらいと感じていたという。

ゲートキーパー研修に参加し、「悩みがあれば、自分が聞いて寄り添っていこう」と感じていた。その後、薬局に来た女子高校生は、これまで処方されていた精神系の薬に加えて抗うつ剤を追加で処方されていた。「困ったときに相談できますよ」と、自治体の相談先や民間のホットラインが書かれた資料を手渡した。高校生は渡した自治体の相談先に連絡し、保健所の担当者が対応した。家族関係や友人関係に悩み、リストカットを繰り返していたという。田村さんはその後も保健所と連携をとりながら月に1度ほど薬局に来るときに悩みを聞いたり、「心配なときは連絡していい?」と定期的に電話をしたりするなど、4年ほどフォローを続けた。

積極的に声をかけすぎるとかえっていやな気持ちがしてしまう人もいるため、本人の様子を見ながら心配に思ったらそっと相談窓口の書かれたティッシュを渡すこともある。「自殺未遂やオーバードーズをする人の多くは、薬局で薬を受け取っている。それを考えれば、目の前のリスクを抱えた人の変化に気づくことが、命を救うことにつながる」と話す。

学校薬剤師として、生徒たちに話をする機会があるときには市販薬のオーバードーズについても話し、悩みがあったら相談するよう声をかけているという。

高知市内の薬局薬剤師の男性は、高齢者施設に長年訪問し、施設職員と利用者の服薬管理について確認する仕事をしていた。ふとしたときに顔なじみの職員から「心療内科にかかっているが、処方されたこの薬の副作用はどんな感じ?」などと聞かれた。以前から職場の人間関係や業務のプレッシャーでうつ病になり受診を続けていたが、経済的な理由で退職も難しかったという。休職も繰り返し、何度か話を聞くうち「ひとりになるとリストカットしてしまう」と打ち明けられた。

「このままではまずい」と感じ、地域の精神保健福祉センターの連絡先を渡したところ、実際に相談がいったという。現在その職員は、職場の配置換えなどで症状の様子を見ながら、勤務を続けている。悩み事をいきなり聞き出すことは難しくても、薬を中心とした会話のなかで、背景にあるしんどさを聞き出すことができると感じた。男性は「薬剤師がせっかく薬の知識を持っていても、活用できなければ意味がない。気になったときに『しんどくないですか?』と声をかけられる関係性づくりが必要だと感じた」と言う。

薬局に来る回数と服薬の量が明らかに増えて、おかしいと感じて動いた事例もあった。高知調剤薬局（高知市）の戸田憲さんは月に1度ほど薬局に来る男性に、処方された睡眠薬や精神安定剤を調剤していた。あるとき、明らかに処方の量が増えたときがあった。

「こんなにたくさん飲んで大丈夫ですか」と伝えたが、「医者の許可を得てるのに何が悪いんだ」と聞く耳をもってくれなかった。本人の様子もおかしく、目が血走った状態だった。

男性の姉を知っていたので、精神保健福祉センターの連絡先を紹介したうえで、医療機関にも連絡をし、減薬するなどの対策をしたが、本人の希望で3カ月ほどでまた元の量に戻ってしまった。すると、過量服薬が原因で男性が高齢の家族を殴ってしまい、警察に勾留される事態になってしまった。

大事には至らなかったが、「危ない」と感じたときは一歩踏み込んだ情報共有も必要だと身に染みてわかったという。何かあればつながりのある医療機関と連携をとることができるのも、ゲートキーパーである薬剤師の大きな役割のひとつだ。「薬剤師だけで判断がつかないときに、医師やケアマネなど地域の専門職につながって相談し合える環境が重要だ」という。

これらはいずれも、うつ病などの精神疾患がある患者に処方される処方薬に関してのコミュニケーションだったが、共通するのは、日頃から話しやすい雰囲気づくりや、「気にかけている」というサインを伝えることだ。「市販薬のオーバードーズが社会問題になっていることを念頭におき、店頭で患者とさまざまな対話をするなかで、サインに気づき支援につなげるのは薬剤師だからできることだ。忙しい調剤のなかで、いかにその時間を持てるかが課題だともいえる」と高知県薬剤師会の西森康夫会長は話す。

少ない応対経験、最後の砦

これまで薬物乱用の実態について調査してきた国立精神・神経医療研究センター薬物依存研究部の嶋根卓也さんは、「薬局の薬剤師は市販薬の販売に関わる『唯一の医療従事者』で、最後の砦《とりで》だ」と話す。薬剤師をゲートキーパーとして養成するための研修プログラムの開発が市販薬のオーバードーズ対策において急務であると考え、市販薬の販売に従事する薬剤師向けの研修プログラムの研究を進めている。23年度には、研修プログラムの開発の参考とするため、全国の薬剤師を対象に、オーバードーズの背景や使われている医薬品の種類、薬剤師としての関わり方などをまとめ、試験的に研修を行った。この研修の一環として、勤務する薬局での乱用のおそれのある医薬品の販売実態や購入者の応対経験に関する調査を行った。

研修の事前アンケートに回答した262人のうち、勤務している薬局で「濫用等のおそれのある医薬品」の販売を「している」と答えたのは86・6％だった。一方で、自身が実際に販売に従事した頻度は「年に数回程度」が39・5％と最多で、「月に数回程度」「なし」「週1～2回程度」と続いた。

また研修の事後アンケートに回答した205人のうち、過去6カ月以内に1度の購入で2個以上の「大量購入」に応対した人は7・8％、同じ製品を週2回以上購入する「頻回購入」に応対した人は10・8％、「市販薬の乱用リスクがある」と気づいたことがある人は14・1％といずれも1割前後だった。気づいたきっかけは「頻回購入」が9・8％と最多。「顧客・患者の見た目（顔色、服装、表情など）」「顧客・患者との対話（傾聴、相談)」、「大量購入」と続いた。

事後アンケートのなかには、「せき止めが乱用されることがあるのは知っていたが、デキストロメトルファンやジフェンヒドラミンなども乱用されているとは全く知らず、研修を受けていなかったら依存の可能性にすら気づけないだろうなと思った」「調剤が忙しく、なかなかフロアに出て、接客をする時間がないですが、なるべく時間をつくり、お話ができるきっかけにお声掛けできるようにしたい」「今まではただ話を聞くしかスキルがありませんでした。つなぎ先を知ったことで傾聴できそう」などの感想が寄せられた。

薬剤師が市販薬のオーバードーズの可能性がある購入者にさほど頻繁に接していないという結果を受け、嶋根さんは「薬の調剤に時間をとられ、薬剤師がほとんど市販薬の販売にタッチできていないのではないか」と指摘する。街中のドラッグストアなどでは、レジなどの接客対応をするのは医薬品を販売する資格を持った「登録販売者」がほとんどで、薬剤師が接することは少ない。

一方で、購入者の顔色や会話などから乱用のおそれがあるという判断をした薬剤師も1割強いたことから、「表情や対話など対面販売だからこそ気づくことができるのも大きい。薬剤師は少ない機会のなかで、リスクに気づいている人もいるということもわかった」と話す。精神科などの医療機関では診察の時間も限られているが、薬局では余裕をもって話すことができることもある。嶋根さんによると、高知県のような長年の取り組みは全国的にも数少ない。嶋根さんは「地域の薬局で気づきやすい立場にいる薬剤師が、薬を中心としたコミュニケーションのなかで、困り事や生きづらさに寄り添っていくことができるようになってほしい」と話す。

根強い偏見なくしたい

「ダメ。ゼッタイ。」「覚醒剤やめますか？　それとも人間やめますか？」。こうした言葉を耳にしたことがないだろうか。体が溶けてしまったような、おどろおどろしいポスターを見かけたことがある人もいるだろう。薬物依存症について多くの人が初めて学ぶのは、学校の保健の授業などで行われる「薬物乱用防止教育」だ。

小中高校それぞれの学習指導要領にのっとって行われるもので、たとえば、高校の学習指導要領には、「薬物乱用は、心身の健康や社会に深刻な影響を与えることから行ってはならないこと」「薬物については、麻薬、覚醒剤、大麻等を取り扱うものとする」などと書かれている。

こうした授業では、薬物の危険性を強調する一方で、薬物乱用を続けて依存症になってしまったとしても回復できる病気であることや、家庭や学校、社会から孤立してしまったことを背景に薬物に頼る人が多いことなどについて触れていることは多くない。こうした学校教育が、依存症当事者への偏見を助長したり、社会復帰の妨げになったりしていると、かねてから依存症臨床の専門家や回復支援にあたる当事者たちが警鐘を鳴らしてきた。

薬物依存症の人やオーバードーズをやめられない人への根強い差別や偏見をなくし、必要な支援につなげていくにはどうしたらいいか。薬物乱用防止教育の見直しの必要性も含めて、学びを進める研究室がある。摂南大学薬学部（大阪府枚方市）の高田雅弘教授だ。高田教授の研究室はもともと、HIV（ヒト免疫不全ウイルス）陽性者について、地域の介護施設での受け入れを進めるための情報提供や啓発に取り組んできた。通常の介護で陽性者と接するだけでは感染リスクはほとんどないにもかかわらず、根強い誤解や偏見、差別があり、施設への受け入れの障壁になっていたからだ。

HIV感染症治療を専門とする医師や薬剤師と連携し、研究室の学生たちと、介護士に「介護の身体接触だけでHIVに感染することはない」といった情報提供をしたり、病院と連携して施設へ受け入れるための働きかけをしたり、HIV陽性者に対する偏見をなくすため、学生が中学校を訪れて生徒と対話しながら学ぶ「ピア教育」をしたりしてきた。

こうした活動のなかで、高田教授は薬物依存症当事者の回復施設「木津川ダルク」のメンバーと知り合った。別のダルクでは施設をつくろうとすると地域で反対運動が起きたこともあると聞き、薬物依存症の当事者へのスティグマが大きいのは、HIV陽性者と「共通する部分がある」と感じた。薬物依存やオーバードーズについて偏見や差別を解消し、予防啓発や支援のあり方などについて研究をしていくことが必要だと考えた。

そこでダルクの協力を得て、当事者の話を聴きながら依存症について正しく知るフォーラムを開催した。ダルクのメンバーのなかには市販薬のオーバードーズの経験者もおり、薬物乱用防止教育で中心的に取り上げられる違法薬物だけではなく、若年層で市販薬のオーバードーズが広がっていることも問題だと気づいたという。

学生たちの卒業研究では、特に市販薬のオーバードーズの実態調査や情報提供、海外の薬物乱用防止教育などをテーマにしている。ある学生は、友人から「不安を感じると市販薬をオーバードーズしてしまう」といった悩みを聞いたことから、「オーバードーズは身近な問題だ」と感じ、市販薬の適正使用について調べようと思ったという。

卒業生が勤務する薬局に協力を依頼し、来店した客に対し、風邪薬や頭痛薬についての効果や使用方法などについて、どの程度正しい理解や知識があるかを確かめるアンケートをとった。その後、症状に合った薬を選ぶ必要性や、過度な服用がもたらすリスクなどについて説明した文書を読んでもらった。「頭痛薬を頻繁に飲むと頭痛が悪化することがある」といったことを知らないなど、どの年代でも一定数の知識の不足が見られたことから、若年層に限らず幅広い年代に向けた情報提供が必要だと考察した。

また、X上でのオーバードーズについての情報交換の分析をした学生もいた。「#OD」「#お薬もぐもぐ」など関連するポストをしている年代や時間帯、傾向などを調べたところ、10～20代の女性に多く、夜につぶやかれることが多かった。オーバードーズに使われている製品の種類や、個人間で薬の売買をするためにレターパックやフリマアプリを活用していること、取引されている価格などもわかったという。

研究室ではこうした結果を踏まえ、行政などと連携して、情報がやりとりされている

ＳＮＳを活用することで、オーバードーズの危険性やこころの相談窓口に関する情報を発信していくことに役立てたいという。また、カナダやポルトガルでは薬物乱用を厳罰化するのではなく、薬物をやめることよりも、当事者の痛みや健康被害を減らしながら、支援につながることを重視する「ハームリダクション（痛みの軽減）」の政策が進んでいるとし、どのような薬物乱用防止教育や情報提供が行われているかも調査している。

「ダメ。ゼッタイ。」で終わらない

さらに、高田教授がこれまでの「ピア教育」の経験を活かせないかと考えているのが、小中高校で行われている薬物乱用防止教育だ。現在の教育のありかたについて「『脅し教育』になっている」と高田教授は指摘する。「『ダメ。ゼッタイ。』を聞く生徒たちの中には、生きづらさから薬物に頼っている人がいる。薬物の危険性について伝えるのは大事だが、今の『ダメ。ゼッタイ。』で終わってしまう教育では、生きづらさを抱えている生徒たちが、『それはわかったけど、じゃあどうしたらいいの？』となってしまう。

アプローチを変えていかなければいけない」と話す。

中高生に向け、どのような情報をより重視して伝えていくべきか、学生やダルクとも相談しながら授業の教材もつくった。まず「ダメ。ゼッタイ。」の由来は、国連が提唱した「Yes to Life, No to Drugs.（人生にイエスを、薬物にはノーを）」という言葉であること、日本では「Yes to Life」の部分が省略されてしまい「No to Drugs」だけが強調されてきたことを紹介した。

また、薬物依存症は「孤独の病」とも言われることや、それを示す「ネズミの楽園」といわれる実験についても言及した。ネズミを一匹ずつ入れた檻《おり》と、複数のネズミや遊び場なども用意した大きなかご（楽園）で、普通の水と麻薬入りの水を用意すると、檻のネズミは麻薬入りの水を飲み続けたのに対し、楽園のネズミはほとんど普通の水を飲んでいた。

その後、麻薬入りの水ばかりを飲んでいた檻のネズミを他のネズミもいる楽園に移すと、他のネズミと遊びながら普通の水を飲むようになっていく。ネズミの実験による結果だが、孤立した状態にあると依存症になりやすいことや、つながりのなかで回復していくことが示唆される。

また教材では、薬物依存症の人が回復していきたいと考えたときに「ダメ。ゼッタイ。」を強調する社会のなかで居場所がなく孤独を感じ、また薬物に頼ってしまうという負のループについても説明している。いずれはこうした教材を使い、将来薬剤師になる学生たちが、中学や高校を訪れて「ピア教育」をしていく環境を整えたいと高田教授は考えているという。

研究室の学生の多くは卒業後、薬剤師としてドラッグストアなどに勤務する。市販薬のオーバードーズなど薬物を乱用する人には、薬物に頼らざるを得なかった何かしらの背景がある。

「相手に寄り添って話を聴くことができる薬剤師になってほしい」と高田教授は話す。

6章　支援への「入場券」

若年層で増える市販薬のオーバードーズは、生きづらさや心の痛みを自分で和らげる「自己治療」で、苦しい日々を生き延びるためのオーバードーズは回復の第一歩であり、支援につながる「入場券」である——。依存症治療、自傷・自殺予防が専門の精神科医で、子どもや若者のアディクション（依存的な行為）、自傷・自殺に詳しい国立精神・神経医療研究センター薬物依存研究部長、松本俊彦さんに聞いた。

共通するトラウマ体験

——オーバードーズをしてきた人たちにお話を聴きました。依存性の高い成分が含まれる市販薬を用法や用量を守らずにオーバードーズを続ければ、いわゆる「薬物依存症」になる可能性があります。一方でリストカットや摂食障害も経験している人も少なくなく、広い意味での「自傷行為」という側面もあるように感じます。オーバードーズとは何でしょうか。

市販薬のオーバードーズをしているのは10～20代の女性が多く、学業を続けていて犯罪歴がほとんどありません。一方で、覚醒剤など違法薬物を乱用してきたのは、男性が中心で非行歴があり、学業も早くにドロップアウトしている人が多いという傾向があります。ただ、根っこにある問題は同じです。多くの方に共通する根本の問題は「トラウマ体験」といえるものです。

たとえば、覚醒剤の依存症の女性たちは、市販薬のオーバードーズをしている人たちと同様に、リストカットをしたり摂食障害があったりする人が多いです。彼女たちは、小さいころに虐待を受け、成人した後にもパートナーから暴力を受けるなど、「人生の大半の時期を被害者として生き続けてきた」方が多いです。覚醒剤を使う人の多くは、反社会的なコミュニティやカルチャーに属している一方で、市販薬のオーバードーズではそうした傾向はみられません。ただ、本質的には新しい問題というわけではないでしょう。

若年層が市販薬を使う一番の理由は、合法で処方箋や保険証がなくても買うことができるためです。未成年は自由に保険証を使うことができないため、簡単に医療にアクセスできず、成人に比べて処方薬は入手しづらいです。

それでも、つらいと感じたときに周りの大人にSOSを出すことができれば、保護者が病院に連れていってくれるということも考えられますが、なかなかそうした「援助希求」ができない状況に置かれていたり、本来あるべき家族の保護的な機能が弱かったりすると、自分の小遣いで保険証や処方箋がなくても買うことができる市販薬にアクセスし、乱用につながるということが考えられます。

心の痛みを和らげる「自己治療」

――依存症は、快楽を求めて依存を強めていく「正の強化」ではなく、苦痛をなくすために依存していく「負の強化」であるとかねてから指摘されてきました。市販薬のオーバードーズも同じような動機があるのでしょうか。

「負の強化」であり、心の痛みを自分で和らげる「自己治療」という観点では、市販薬を使う人たちが最も顕著かと思います。ひとつの傾向はトラウマやストレスに関係する適応障害や複雑性PTSD（心的外傷後ストレス障害）など、「大変な状況」を経験してきたことに対処しようとするオーバードーズです。

自閉スペクトラム症（ASD）や注意欠如・多動症（ADHD）といった発達障害が関係していることもあります。「人より時間がかかる」「空気を読みづらい」などの生きづらさがあるなかで、周囲の大人からいつも叱責されたり、友だちからリスペクトされずにいじめの対象になったりすることで、それに対するストレス反応として、発達障害に上乗せするような格好でメンタルヘルスの問題が生じることがあります。そうした心理的な苦痛を緩和するために市販薬を使っているという傾向は、顕著にあると思います。

——オーバードーズは昔からある自傷行為である一方で、間口は広がったといえるのでしょうか。

とても広がったと思います。こうお話しすると、その理由として「やっぱりSNSが悪いよね」と言う方が多くいらっしゃると思います。たしかに、SNSの拡散効果は大きいです。

しかしながら、さらに根本的な理由があります。それはドラッグストアが激増したということです。駅前や繁華街に行けば、ドラッグストアのチェーン店が当たり前のように複数あります。国は医療費を削減するため、「セルフメディケーション政策」として、市販薬で代替できるものは処方薬ではなく市販薬を利用しようと促しています。ドラッグストアでは、学生でも手軽な価格で入手できる「プチプラコスメ」なども売っていて、学校や仕事帰りに寄る人も多いでしょう。女性の場合、月経痛などで若いころから痛み止めなどを飲む人も少なくなく、市販薬への抵抗感が少ないことも考えられます。

ドラッグストアを減らせばいいというわけではありませんが、国民の医薬品へのアクセスをよくする工夫の中で出てきた弊害だともいえます。同様のことは処方薬でも言えます。処方薬のオーバードーズや依存が増えたのも、精神科へのハードルが下がることによって、多くの国民が依存性の高い成分が含まれる精神科の処方薬にアクセスできるようになった側面があります。それがさらに大きな規模で起きているのがこの市販薬の問題だと考えています。

市販薬は処方薬よりも効果効能が弱いという印象を持っている人も多いですが、それは大きな間違いです。市販薬のなかには、かつては医師も処方していたけれど今は危険性などが認知され処方しなくなったような成分を含んだものもあり、国のセルフメディケーション政策が国民の健康に本当に寄与しているのかは疑問が残ります。

また、日本の場合、学校の「薬物乱用防止教育」のなかで、違法薬物は「犯罪」として取り扱ってきたものの、市販薬や処方薬などの医薬品を乱用する問題については触れてきませんでした。そこが乱用が増えている一つの抜け道になっていることも否めません。

コロナ禍で急増

——国立精神・神経医療研究センターで行っている精神科医療機関に対する全国調査でも、薬物関連で受診している患者のうち、主に市販薬を使っているという患者の割合が増えていることが明らかです。診療の実感と同じでしょうか。

全国調査は、臨床で感じていることがそのまま全国レベルで反映されていると思います。特に「これは参ったな」と感じたのは、コロナ禍に入った2020年からです。感染対策のための「ステイホーム」で、学校に行ったり友だちと遊んだりする時間が減り、子どもたちの息抜きができなくなりました。もともと虐待やネグレクト、貧困などの問題がある家庭で、家族が家で長時間一緒にいることでさらに状況が悪化し、その影響が家族のなかで一番弱い立場にある子どもたちに出ました。オーバードーズ・リストカット・摂食障害などが止まらなくなった10代が外来に大勢やって来ました。「いまの10代はどうなってるんだ」と感じました。

――診療に加え、警察の捜査にも協力されています。市販薬のオーバードーズで重篤な事例も多いそうですね。

死亡事例は国内でも、私が担当した患者でも起きています。お酒と一緒にオーバードーズをした人もいれば、市販薬だけでも命を落とすことがあります。私が講演などでよくお話しするのは、せき止め薬に含まれている成分「デキストロメトルファン」と、柑橘系果汁を含むストロング系のアルコール飲料を同時に摂取することで、死に至ってしまう事例です。居場所がなく孤立を感じる子どもたちがSNSやトー横のような場所で出会って意気投合し、「初めて自分のことをわかってくれる友だちができた」とうれしくなって、一緒に「ODパーティー」をやります。みんなで意識を飛ばして、目が覚めたときに、そのうちのひとりだけ命を落としていた、という危険な事例が起きています。

――「うまく調整してやっているから大丈夫」と言う人もいます。

ネットで知った情報を参考に、「これくらいだったら大丈夫」と計算できるはずがありません。結果を正確に予測できないのがオーバードーズのこわさです。リストカットは傷が見えるため、「やばい」と感じたときに止めることもできますが、市販薬の場合には「やばい」と感じても感じなくても、時間が経ってひどく影響が出ることが少なくありません。

せき止め薬でも死亡事例が出ていますし、ジフェンヒドラミンというアレルギー治療薬や睡眠薬などに入っている成分も、大量摂取によって心停止につながる危険性があります。カフェイン剤でも、心停止する事例が起きています。多くの市販薬に余分な添加物であるカフェインが入っているということも無視できません。

一番よく乱用されているせき止め薬や総合感冒薬には、覚醒剤の原料やモルヒネと類似したオピオイドが入っていて、依存性が非常に高くやめづらくなっています。市販薬の中にそうした成分が入ったものが売られているという現実があります。私たちも再三警鐘は鳴らし厚生労働省にも伝えてきましたが、依然として販売が続いています。

人間不在の議論

――これまでも国は「濫用等のおそれのある医薬品」などについて販売規制などをかけてきましたが、状況は深刻化しています。

オーバードーズでよく使われているせき止め薬に含まれている成分「コデイン」などは、14年に「濫用等のおそれのある医薬品」として販売規制の対象になりました。一方で、同年にはインターネットでの市販薬販売ができるよう規制緩和も始まりました。すると今度は、別の総合感冒薬がオーバードーズの主流の医薬品として使われ始めます。「アセトアミノフェン」という成分が入っていて、肝機能障害に直結しこれも危険です。

21年の8月に「デキストロメトルファン」を含んだせき止め薬が市販薬として販売されるようになり、特定の製品がオーバードーズに頻用され始めました。製薬会社の利益にもつながるため、販売規制の動きは進みづらいところがあります。

一方で、私たちからすると「オーバードーズをやめられるかどうか」が重要ではないと感じています。オーバードーズが止まったとしても、本人が抱える「生きづらさ」が依然としてあるからです。実際に市販薬をやめた後に今度はリストカットが止まらなくなったり、摂食障害になったりする方も多いです。

薬の販売規制だけに注目するのは、本質的な対策ではありません。国でも販売規制についてさまざまな検討が進んでいますが、「乱用する本人の支援はどうなっているのか」という議論が完全に抜け落ちているように感じます。「人間不在」の議論では意味がありません。

私は、市販薬のオーバードーズの問題は、児童・思春期臨床の問題でもあると考えています。リストカットや摂食障害も、いわば等価のものです。販売規制は一定程度必要だとは思いますが、薬に限った問題にすることが正しいとは思えません。たとえば風邪薬を大量に使っている人が急にそれをやめたら、どんな離脱症状が出てくるか、死にたい気持ちになった子がどういう行動をとるのか、誰がその責任をとるのかということの議論が抜け落ちてしまっています。

薬の製造や販売をする大人たちが「自分たちはこれだけの対策をした」と説明できるようにするために施策を打つのでは意味がありません。私たちは、18年から国に問題を指摘していました。あれから何年も経っています。「もっと前からわかっていたでしょう」と思わざるを得ません。

――支援が進んでいくために必要な施策はなんでしょうか。

まずは薬物依存症対策基本法を作ることです。ギャンブルは「ギャンブル等依存症対策基本法」、アルコールでは「アルコール健康障害対策基本法」があります。法律がなければ国や自治体が対策に予算をつけることができません。違法薬物の場合は、使用者を発見したときに「通報するべきか」ということがいつも問題になります。たとえば依存症の当事者が集まり回復を目指す自助グループや医療機関で通報しなかったことで、支援者や医療従事者が責任を問われることはないはずなのに、それを明示しているものがないために現場はどうしたらいいのか右往左往してしまいます。

また、回復や治療など現場で当事者に向き合ってきた人たちが議論に参加しながら、予防啓発のあり方について考えることが必要です。他の問題にも共通することかもしれませんが、予防啓発はいき過ぎると差別や偏見の温床になりかねません。また、薬物事件で逮捕された著名人に対するバッシング報道や、ダルクなどで薬物依存症の治療中の人に対する実名報道なども、問題を抱える当事者やその家族を治療や相談から遠ざける可能性があります。そうなってしまうと、問題を抱えた当事者がSOSを出せずに孤立してしまいます。ただ「予防をすればいい」という考えでは、適切な予防啓発はできないと考えています。

――販売規制はどのような方法を考えるべきでしょうか。

現在「濫用等のおそれのある医薬品」として指定されていないものの、せき止め薬などに含まれていてオーバードーズで利用されている成分「デキストロメトルファン」を規制し、販売個数に制限をかけることがまず必要です。デキストロメトルファンは諸外国でも規制対象となっています。

また、催眠鎮静剤で臨床現場ではもう何十年も使われていないような危険な成分が入っているものも市販されています。医師は危なくてとても処方できないようなものが市販薬として売られている現状があり、国が販売停止を呼びかけるなどの対策が急務です。昭和のころも睡眠薬「ハイミナール」の乱用が社会問題になり、国が販売を停止したという前例があります。

また、製薬会社に対しては、1箱あたりに含まれる錠剤数を減らすことを求めたいです。大容量の瓶詰めではなく、薬をシートに1粒ずつ包装するPTP包装にして販売するということです。シートにしたうえで、薬を押し出すときに力を入れないと出せないような包装にする工夫も必要です。

英国では、若者がアセトアミノフェンを含有する市販薬のオーバードーズで死亡する事例が激増した時期があり、メーカーが1箱あたりに含まれる錠剤の数を半分にすることで、死亡事例や救急搬送の件数が減ったという事例があります。薬の箱自体を手の届くところにおくべきではないという議論については、基本的には「Over The Counter」(カウンター越し)にするべきだと思います。空箱が手の届く範囲にある分には問題ありません。繁華街にある悪質な量販店では、街路に面した店頭に薬の箱を陳列して、子どもたちが万引きするような事例も多発していました。

急にオーバードーズをやめない

――国立精神・神経医療研究センターではどのように治療されていますか。薬物依存症の認知行動療法プログラム「SMARPP」などは有効なのでしょうか。

SMARPPは成人の覚醒剤使用者を想定してできたプログラムです。そこに10代の市販薬をオーバードーズしている方が入っても、年齢層も違いなじみづらいと考えています。何より、さまざまなトラウマやメンタルヘルスの問題を抱えている場合がほとんどなので、個別で診察をしたり、カウンセリングを受けてもらったりしています。

市販薬のオーバードーズでは「急にオーバードーズをやめない」ということが大切です。いきなり「やめろ」とは絶対に言いません。連日オーバードーズをしていた方が急にやめると、逆に死にたい気持ちがものすごく強くなる危険性もあります。まずは本人がどんなときにオーバードーズをしてしまうのかなど、オーバードーズの「トリガー（引き金）」を探すモニタリングをするところから始めて、薬を減らせるのかどうかや、安全に使うにはどうしたらいいのかということを探り、少しずつ手放せるようにしていくにはどうしたらいいのかを考えます。

たとえば、本人への支援が欠けているために、市販薬のオーバードーズで「自己治療」的に補っているとすれば、人的な支援で補えるものはないのか、併存する精神疾患に対して適切な薬の処方をすることによって、オーバードーズする市販薬の量を減らすことはできないのかなど、気の長い治療をしていくことが多いです。

それほど症状が重くない場合もあり、10代の方だと本人が診察に来なくなってしまうこともままあります。それでも、保護者が医師とつながっていれば、保護者に「こういうときにはこのように見守ってください」と伝えることによって、本人が抱える問題が一気に解消されることはなくても、少しずつ時間をかけてよくなることもあります。

アディクションは回復の始まり

——オーバードーズを繰り返す人のなかには、「やめられない」一方で「回復したい」という思いを抱えている人も多いと思います。回復はどこから始まりますか。

「回復とは何か」はとても難しい話です。どんな依存症でも「回復」がキーワードになりますが、人によっても目指す「回復」は少しずつ違うでしょう。10代の市販薬を使う子どもたちにとって、まず短期的な回復としては「死なないこと」「生き延びること」だと思っています。

おそらく多くの方が同意してくださるのではないかと思うのですが、振り返ってみると人生のなかでしんどいのは10代ではなかったでしょうか。そこをどう乗り切るか、生き延びるかということがひとつ大事なことで、生き延びることをまず目指すべき結実ととらえるのであれば、実は市販薬をオーバードーズすることや自傷すること、広い意味での「アディクション」というのは、「リカバリー（回復）」の始まりとも言えるのではないかと思うのです。

そうした行為によって生き延びようとする努力自体が回復の第一歩であり、少なくともアディクションとリカバリーは対義語ではなく、同一直線上にあるもののような気がしています。そうした意味では、回復をあまり高尚なものととらえずに、まず日々をサバイバルしようということかもしれません。

ただ、ずっとアディクションで生き延びていると、どこかで死んでしまう可能性があることも事実です。短期的にみれば、オーバードーズなどによって「いますぐ自殺するのを少しだけ延期している」という意味では自殺の保護因子になりますが、長期的には危険因子として働いてしまうということです。

ただ、いますぐ市販薬が手放せない事情もあります。いきなり手放すと、死に直結するようなもっと大変なことが起きて、私たちが対処できなくなってしまうこともあります。「アルコールと一緒に飲むのはやめよう」とか、「ごちゃ混ぜに飲むのではなくて1つの製品にしておこう」とか、「少しでも成分が少ないものにしてみよう」とか、市販薬を使ってしまうなかでも安全に使うにはどうしたらいいのかということが大切です。「やめなさい」と性急に要求するのではなく、時々血液検査をして「あなたの体はこんな状態だよ」と内臓の状態をフィードバックすることも大事でしょう。

進まぬハームリダクション

――たとえばアメリカの一部地域では、医療チームが依存症患者のハームリダクションを目的に、アウトリーチで支援をしているというニュースを見ました。日本では医療のアウトリーチ支援は難しいものでしょうか。

日本の依存症治療が、断薬ではなく本人の苦痛を緩和することを第一の目的として支援につなげていく「ハームリダクション」の方向になったときに初めて成り立つ支援だと思います。アメリカでは、歴史的に依存症に対して不寛容な政策をとってきましたが、ようやくヨーロッパに近い「ハームリダクション」の政策に移行してきました。

日本はいまだに「ハームリダクション」の考え方は浸透しておらず、薬物乱用防止教育の「ダメ。ゼッタイ。」のような、薬物依存症への差別や偏見を助長したり、排除ににつながったりするような政策をとっています。たとえば子どもたちが集まるトー横などに医療チームが入って、安全な市販薬の使い方を教えたり、オーバードーズをしていながらも相談事を聞いたりということがいずれできればいいと思います。

アウトリーチについては、NPOなどの民間が支援に奔走している事例も多くあります。オーバードーズの問題がある子どもたちに対して、屋根のある居場所を提供してあげられるハウジングサービスなどは必要だと思っています。どこの団体も一生懸命活動していますが、一方で、主導的な立場の人がやめてしまったり、国からの助成金などがなくなったりすることで持続的な活動を続けられなくなることも目にしてきました。安定的な支援の質を維持することが非常に難しい状況にあります。

生きるか死ぬかで支援を求めている子どもたちに、そうした不安定な状況にさらされている民間団体しか受け皿がないに等しい状況です。公的機関の職員が支援のスキルを蓄えて、人事で人が代わっても安定的な質を担保しながら相談に乗ることができるという仕組みづくりも非常に重要です。

――学校では薬物依存症について、違法薬物を中心とした「ダメ。ゼッタイ。」教育が続いてきました。

日本の薬物乱用防止教育では、文部科学省の学習指導要領に基づき、「最初の1回」を防ぐため、「1回やったら人生おしまいだ」といったことが長年教えられ続けてきました。子どもたちにポスターを描かせて、薬物を使用した当事者をよりグロテスクに描けば賞をもらえるというような、おそろしい啓発をやってきています。

薬物を使う理由として、「心の痛みを抑えるために」「生き延びるために」「自己治療」などがあることには触れず、治療や回復、更生なども教育のなかで扱われません。「人生おしまい」なのは、薬物を使用した人に対してのこうした教育を受けた社会の差別や偏見、「村八分」によって破滅させられることもあるのです。

これまで友だちが薬物を使っていたら、「その友だちと縁を切ろう」「誘われたら断って逃げよう」と距離を置く教育ばかりをしてきましたが、いま、中学や高校では教室に1人か2人は市販薬のオーバードーズ経験者がいるでしょう。その子どもたちは自殺のリスクがある子どもたちでもあります。

ですから、薬物乱用防止教育は、自殺予防の教育と合流していくべきなのです。大変な家庭環境に生まれ育ち、覚醒剤を使っていた患者に「なぜ覚醒剤をやったのか？」と聞くと「人間やめたかったから」と言っていました。もしも友だちがオーバードーズやリストカットをしていたら、それはいいことではないかもしれないけれど、きっとその子は何か自分では解決できないトラブルを抱えています。

だから、見て見ぬふりをせずに声をかけてあげて、信頼できる大人や頭ごなしに叱責しない大人につなげてあげること、一緒に付いていってあげること、話を聴いた大人も叱るのではなく、何かしんどい問題を抱えているのではないかという視点から、オーバードーズがすぐに止められなくても、「止められない」ことを安心して話せるような支援関係を築いていくことこそが、教育では必要なのだろうと思います。

——子どもの自殺対策の文脈では「SOSの出し方教育」が始まっています。しかし、「大人に助けてと言っても助けてくれなかった」「どうせ裏切られる」という経験をしている子たちがたくさんいます。「SOSを出してください」と言っても、なかなかそんな気にはなれないような子どもたちもいます。

全くその通りです。そもそも教育現場に、安心して正直に相談できる場所はあるのかという問題があります。たとえば日大アメフト部での大麻使用事件も話題になりましたが、違法薬物使用の場合でも、教育現場のなかではただちに通報せずに、教育的な指導に切り替えるということは本来許容されているはずです。

学生相談の現場でドラッグ使用についての相談が出てくるのは、諸外国でもあるでしょう。学生がドラッグの問題を打ち明けたら、カウンセラーが対応できない、守秘義務を守って相談を聞くことができないことは本来あってはいけないことです。しかし、日本では通報の方に動いてしまいます。通報しないことを「隠蔽」としてしまう風潮が強まれば、教育現場は生徒たちが安心して相談できる場所ではなくなってしまいます。

かつて日本の学校における自殺防止教育は「命の大切さ」を伝える道徳論でしたが、それだけでは意味がないと、「SOSの出し方教育」が始まりました。ただ、その授業を聞いたからといって、子どもがSOSを出せるようになるかというと難しく、子どもの自殺がそこを境に減っているかといえば、むしろ増えています。つまり、「SOSを出して傷ついている子たちがいるかもしれない」と大人は考えなければいけません。SOSを出させた結果、子どもを失望させてしまっている可能性があります。極めて深刻な問題です。

——薬物乱用に関する報道について、思われることはありますか。

メディアが報道するときには、薬物乱用のブームが終わり始めているという感覚があります。市販薬オーバードーズのピークは、臨床実感からするとコロナ禍の20年ぐらいだと思っています。ブームが終わりそうになったときに、ようやく問題だと気づき始めた国やメディアが動き始めます。危険ドラッグのときも、国がようやく規制をかけたときには、ユーザーたちが「これはやばい」と使用をやめ始めていました。

報道内容も、「市販薬ってこんなに危ない」「おかしな市販薬の使い方をしているやつがいる」と受け取られてしまうことが多いように感じます。そうすると、逆に破滅的な願望を持っている子どもが自分を傷つけてしまう情報を得るだけになったり、センセーショナルに「こんなにオーバードーズしてる人がいる」というような何か珍しい動物を見つけるような報道で、本人に対する差別を助長してしまったりする可能性があります。違法薬物の乱用もそうですが、背景には何か理由があるのです。

「言ってくれてありがとう」

――学校以外も含めて、子どもの居場所自体が少なくなっている現状があります。

「自殺対策」や「薬物乱用防止」という看板を掲げていなくても、放課後や休み時間、帰り道に友だちとしゃべること、先生とほんの少しでも言葉をかわすことなど、何気ないところで子どもたちはきっと救われてきていると思います。そういう時間がどんどん奪われてきていると言わざるを得ません。ただ、すでに教員の休職や過労の問題が指摘されているように、学校の先生たちも過酷な状況に置かれています。

昔から、自殺リスクの高い子どもの背景には自殺リスクの高い大人がいる、逆もまた真なりと言われることがあります。これは私たちも臨床現場で実感していることで、「大人の苦しみを子どもが代表して私たちのところに持ってきている」と感じています。子どもの周りの大人も苦しんでいる可能性があります。

学校だけではなく、子ども食堂など他のコミュニティもあります。しかし、そういった場所に行くことができる子どもは、まだ人を信頼できる子どもたちです。そうではない子どもたちが集まれる場所はどこにあるのかと考えたときには、むしろ大人から見ると眉をひそめるような場所であっても、たむろできるようなところをつくったり、大人の目線で排除したりしないことが大事かと思います。

子どもたちが集える場所はどんどん少なくなっています。ゲームセンターに行くと補導されるし、コンビニの前で座り込んでいると怒られます。しかもコロナ禍になって、ますます集えなくなるなかで子どもたちに残されたのはスマートフォンだけでした。TikTokなどで「I LOVE歌舞伎町」のネオンに憧れて、多くの子どもたちが「トー横」に集まってきました。しかしそんなトー横もいまは閉鎖してしまっています。子どもたちが集まっている場所で必要な支援が受けられるようにしていくということが大事です。

市販薬のオーバードーズをする子どもたちが抱えてきた問題は、薬の過剰摂取だけではありません。オーバードーズは「支援につながるための入場券」です。そこで「オーバードーズしちゃダメ」と説教をしてしまったら、支援ができません。「また飲んじゃった」ということを安心して言える居場所がなければ、支援は始まりません。

――本当は守られるべきだった大人に守られず、救われるべきタイミングに救われず、「オーバードーズをやめて正しい人生を」などと言われても説得力がありません。

私のところに受診しに来る子どもたちがしばらく学校を休んでいて、「そろそろ学校行ってもいいいんじゃない」と言うと、学校から「松本先生がもう絶対オーバードーズしないって保証できるなら学校に戻ってもいい」と言われることがあります。そんなことはわかりません。ちょこちょこオーバードーズをしてしまうかもしれないけど、そうしながらも友だちと遊んだり教室で勉強したり、学校を卒業したりすること、「いろいろ問題はありつつも、人と関わり続ける」ということこそが大切なのですが、教育の現場からも排除されてしまうことがあります。

もちろん関わる大人の不安な気持ちはあります。ただ、不安はずっと不安なままなんです。特にオーバードーズがひどい子どもたちはいつ命を落としてもおかしくない子どもたちです。オーバードーズをしたら死ねるとは思っていないけれど、運悪く死んでしまったら「それはそれでラッキー」と思っている、生きていても死んでしまっても「どっちでもいい」と思っている、そういう感覚を持っている子どもたちだという認識をした方がいいと思います。

ですから、会うたびに、「ああ、生きていてよかった」と思います。「絶対に死なせない」支援ではなくて、「ちょっとずつ」「1日でも長く」生きていくということだと思います。オーバードーズをしたことを伝えられたときには、「正直に言ってくれてありがとう」と伝えることが大切です。

もし万一の事態が起きたらどうしようと考えると、大人が不安になって支援ができなくなってしまいます。でも、本当に死なせないようにするのであれば、どこかに閉じ込めておけばいいのでしょうか。そのことが与えるトラウマを考えると、それは正しい方法ではないように思います。大人ができることは限られていますが、「あなたを縛ることはできないけど、あなたが来たときに待っている」とメッセージを発し続けることなのだと思います。

松本俊彦　1993年佐賀医科大学（現・佐賀大学医学部）卒。神奈川県立精神医療センター、横浜市立大学医学部附属病院（現・横浜市立大学附属病院）精神科助手などを経て、2004年に国立精神・神経センター（現・国立精神・神経医療研究センター）精神保健研究所司法精神医学研究部専門医療・社会復帰研究室長。同研究所自殺予防総合対策センター副センター長などを歴任し、15年より薬物依存研究部部長。17年より薬物依存症センターセンター長を併任。著書に『自傷・自殺する子どもたち』（合同出版）、『自分を傷つけずにはいられない　自傷から回復するためのヒント』（講談社）、『薬物依存症』（ちくま新書）、『誰がために医師はいる　クスリとヒトの現代論』（みすず書房）など。

あとがき

傷つかずに生きていくことは、とても難しい。そして、自分を傷つけずに生きていくことも、とても難しいと思う。自分の力ではどうにもならないことで苦しくなる気持ち、思うようにいかなくて、どんなにがんばっても報われなくて「こんなはずじゃないのに」と全てを投げ出したくなる気持ち。そんな気持ちになったことは誰でもあるのではないだろうか。自分も他者も傷つけずに生きていけるのならば、その方がいい。それでも、そうはいかないときもある。

オーバードーズはどうだろうか。大人に助けを求めても、相手にされなかったり、しかられたり、何度も傷つくなかで、しんどい気持ちを自分でまぎらわそうと、子どもたちが薬に頼っている現実がある。大人や友だちの前では笑って見せていても、なぜかわからないけれど毎日がつらくてたまらない。そんな気持ちがオーバードーズにつながることもあるだろう。

どうせ誰も自分を助けてくれない、どうせうまくいかない――。そういう感覚を持ちながら、生きていくことは難しいことだ。「オーバードーズはよくない」というのは簡単だ。「でも自分の苦しさを誰も救ってくれなかったじゃないか」と問う声に応えられる言葉を、私たちは持ち合わせているだろうか。

オーバードーズをテーマに取材を始めたのは、これまで出会った若者たちの話がきっかけだ。子どものころに家庭で虐待を受けたり、児童養護施設や自立援助ホームなどで育ったりした若者たちや、彼らを支えてきた現場の人に話を聞かせてもらってきた。彼らもまた、苦しい日々を生き延びてきた。彼らと話すなかで、市販薬のオーバードーズがとても身近なものになっていることを知った。オーバードーズは昔からあることではあるが、いまの子どもたちの苦しさの現れでもあるならば、丁寧に話を聴きたいと思った。

依存症については初任地の宮城県で、アルコール依存症の当事者が集まって回復を目指す自助グループ「ＡＡ（アルコホーリクス・アノニマス）」に通わせてもらったことがある。２０１１年に起きた東日本大震災で、多くの命が一瞬で失われ、慣れ親しんだ街が壊滅し、あまりのやるせなさにアルコールに頼った人たちがいることを知った。そのなかで人とつながりながら、少しずつ自分らしい日々を回復していく姿を教えてもらった。

取材でさまざまな方にお会いするたびに「なぜ自分がこの苦しみを味わわなければならないのか」という、答えのない「痛み」とともに生きていくことを考えさせられる。

特に子どものころの経験は大きい。大人に軽んじられ、否定された経験は、ときにその子どもたちの考え方を固定化させてしまうことがあるように思う。「自分は価値がない」「人に頼ってもいつか裏切られる」――。大人になっていく過程で出会いがあり、少しずつ「そんなことはなかったんだ」と感じることができても、心のどこかにある悲しさややるせなさと付き合い続けながら、生きている大人もたくさんいるだろう。

何も悪くない子どもに苦しんでほしくない。しかし残念ながら、自らを傷つけたり、自ら命を落としたりする子どもが後を絶たない。そうしたことに至っていなくても、誰にも言えない気持ちを抱えている子どもは、きっともっとたくさんいる。

この本を渦中にいる人がどれほど読んでくださっているかわからない。「相談してね」ということもまた簡単だ。つらいのは身近にいる誰かのことだったり、相談したら誰かに矛先が向いてしまうから人に言えなかったり、何から言えばいいかわからないほど色々なことが絡まり積み重なってしまっていたりするからこそ、苦しいのに。本の終わりに相談先をつけながらも、そう思った。

それでも、生きていれば、似た経験をした人と出会えて少し気持ちが和らいだり、つらい過去や自分を責めてしまう気持ちを丸ごと受け止めてくれる人がいたり、ときに後戻りしながらでも自分なりに生きていく方法が見つかったりすることがあると思う。生き続けていれば、いまよりも少しずつ世界は広くなるはずだとも思う。だから、簡単には言えないけれど、生きていてほしいと思う。

この本に登場する当事者の皆さんは、「自分の経験が困っている誰かのためになれば」「苦しい思いをする人を少しでも減らしたい」という思いで、つたない取材に応えてくれた。周りの大人たちが自分にしてきたことを許せなくても、何とか理解しようとする苦悩や、その理不尽な経験にも意味を与えようとする葛藤も感じた。そして、話を聴かせてもらう私のことを気にかけてくれた。尊敬と感謝しかない。

仕事やライフワークを通じて誰かに寄り添い続け、少しでも痛みを和らげ、よろこびや幸せを分かち合おうとしている人たちの姿からは、学ぶことしかなく、「何のために生きているのか」ということをいつも考えさせられる。

この本にまとめることができたのは、皆さんに教えていただいたことのごく一部でしかない。自分が文章にするというのはおこがましいといつも悩んできた。それでも、痛みを知り分かち合うことが、ほんのわずかでもそれぞれの生きていく力になったり、誰かとつながる一歩になったりしたらうれしいなと思う。

２０２５年３月

川野由起

相談先、参考資料

■相談先

【オーバードーズ、薬物依存】

- 全国の精神保健福祉センター、依存症専門医療機関（全国の拠点はこちらから　依存症対策全国センター　https://www.ncasa-japan.jp/you-do/treatment/treatment-map/）
- 全国の依存症回復施設「ダルク」（全国の拠点はこちらから　NPO法人日本ダルク　http://darc-ic.com/）
- 全国の自助グループ「NA（ナルコティクス　アノニマス）」（全国の拠点はこちらから　ナルコティクス　アノニマス日本　https://najapan.org/）
- 大阪ダルク　OD倶楽部（https://darc.freedom-osaka.jp/）
- 全国薬物依存症者家族会連合会（https://www.yakkaren.com/）

【若年女性】

- BONDプロジェクト（https://bondproject.jp/）
- ぱっぷす（https://www.paps.jp/）

【「死にたい」気持ちなど】

- 生きづらびっと（https://yorisoi-chat.jp/）
- #いのちSOS（0120・061・338、24時間）

・いのちの電話（0120・783・556、毎日午後4〜9時）

■参考資料

・『自分を傷つけずにはいられない　自傷から回復するためのヒント』（松本俊彦、講談社）
・『自傷・自殺する子どもたち』（松本俊彦、合同出版）
・『アディクションとしての自傷　「故意に自分の健康を害する」行動の精神病理』（松本俊彦、星和書店）
・『薬物依存症』（松本俊彦、ちくま新書）
・『誰がために医師はいる　クスリとヒトの現代論』（松本俊彦、みすず書房）
・『「助けて」が言えない　子ども編』（松本俊彦・編、日本評論社）
・『依存症と人類　われわれはアルコール・薬物と共存できるのか』（カール・エリック・フィッシャー著、松本俊彦・監訳、小田嶋由美子・訳、みすず書房）
・『自分を傷つけてしまう人のためのレスキューガイド』（松本俊彦・監修、法研）
・『専門家と回復者に聞く　学校で教えてくれない　本当の依存症』（風間暁・著、松本俊彦、田中紀子・監修、合同出版）
・『その後の不自由　「嵐」のあとを生きる人たち』（上岡陽江・大嶋栄子、医学書院）
・『子どもを生きればおとなになれる　〈インナーアダルト〉の育て方』（クラウディア・ブラック著、水澤都加佐・監訳、武田悠子・訳、特定非営利活動法人ASK）

- 『あなたの苦しみを誰も知らない　トラウマと依存症からのリカバリーガイド』（クラウディア・ブラック著、水澤都加佐・監訳、会津亘・訳、金剛出版）
- 『トラウマ』（宮地尚子、岩波新書）
- 『僕らのアディクション治療法　楽しく軌道に乗ったお勧めの方法』（常岡俊昭、星和書店）
- 『最下層女子校生　無関心社会の罪』（橘ジュン、小学館新書）
- 『漂流少女　夜の街に居場所を求めて』（橘ジュン、太郎次郎社エディタス）
- 『アルコホーリクス・アノニマス　無名のアルコホーリクたち』（ＡＡ日本出版局・訳編、ＡＡ日本ゼネラルサービス）
- 『セイン（健康な心：Ｓａｎｅ）　精神疾患のある依存症者が回復するための12のステップ』（マリヤ・ホーンバッカー、依存症からの回復研究会・訳、セレニティ・プログラム）
- 『日本アルコール・薬物医学会雑誌』　第59巻3号特集号「アルコール・薬物依存関連学会　合同学術総会　プログラム・講演抄録集」
- 『精神科治療学』第39巻7号特集「小児期逆境体験と精神科臨床」（星和書店）
- 映画「アディクトを待ちながら」（ナカムラサヤカ監督・脚本、田中紀子プロデューサー、マグネタイズ配給）
- 「自殺予防を推進するためにメディア関係者に知ってもらいたい基礎知識　２０２３年版」

図表作成　朝日新聞メディアプロダクション
写真　朝日新聞社

本書は、「朝日新聞」の二つの連載（2023年12月13～16日付「生きていくのがしんどくて　オーバードーズ」、2025年1月9～11日・20～22日付「くるしい日々を生きながら　オーバードーズ」）をもとに加筆・再構成したものです。

川野由起《かわの・ゆき》
1993年生まれ。朝日新聞記者。仙台総局、さいたま総局を経て東京本社。子どもの虐待、社会的養育、ヤングケアラー、生活保護の扶養照会などを取材。NPO法人ASK認定依存症予防教育アドバイザー。

朝日新書
995

オーバードーズ

くるしい日々を生きのびて

2025年 3 月30日 第 1 刷発行

著　者　川野由起

発行者　宇都宮健太朗
カバーデザイン　アンスガー・フォルマー　田嶋佳子
印刷所　TOPPANクロレ株式会社
発行所　朝日新聞出版
〒104-8011　東京都中央区築地 5-3-2
電話　03-5541-8832（編集）
　　　03-5540-7793（販売）

Published in Japan by Asahi Shimbun Publications Inc.
ISBN 978-4-02-295293-6
定価はカバーに表示してあります。

落丁・乱丁の場合は弊社業務部(電話03-5540-7800)へご連絡ください。
送料弊社負担にてお取り替えいたします。

朝日新書

数字じゃ、野球はわからない

工藤公康

昭和から令和、野球はどこまで進化したのか？「優勝請負人」工藤公康が、データと最新理論にとらわれた野球界を総点検！さらに自身の経験をもとに、いつまでも色あせない〝野球の魅力〟も紹介。新参からマニアまで、ファン必読の野球観戦バイブル。

老化負債

臓器の寿命はこうして決まる

伊藤　裕

生きていれば日々損傷されるＤＮＡ。加齢に伴い修復能力が落ちると、損傷は蓄積していく。これが老化だ。ただ、この「負債」は「返済」できる！　心身の老化のメカニズムから気付き方、自分でできる画期的な「若返り」法までを徹底解説する。

節約を楽しむ

あえて今、現金主義の理由

林　望

キャッシュレスなんて、まっぴらだ！　お金のあれこれを人任せにしない。自分の頭でしっかり考えたい。だから、ベストセラー『節約の王道』著者は、あえて今、現金主義を貫く。キャッシュレス生活・ポイ活の怖さを指摘し、安全確実な「令和の節約術」を公開！

なぜ今、労働組合なのか

働く場所を整えるために必要なこと

藤崎麻里

２０２４年春闘の賃上げ率は5%台で33年ぶりの高水準となったが、広がる格差、実質賃金に追いつかない賃上げなど課題は山積。若い世代や非正規雇用など労働組合とつながらない人も多い。一方、欧米では労組回帰の動きもある。労組に今、何ができるのか。

遊《ゆ》行《ぎょう》期《き》

オレたちはどうボケるか

五木寛之

加齢と折り合いをつけてどう生きるか。92歳の作家が、人生を四つに分けるインドの最後の住期「遊行期」という平穏な時に身をおいて考える。「老い」や「ボケ」を受け入れながら、人生１００年を生き切るための明るい「修養」、そして執筆活動の根源を明かす。

朝日新書

ルポ 大阪・関西万博の深層
迷走する維新政治

朝日新聞取材班

2025年4月、大阪・関西万博が始まるが、その実態は会場建設費が2度も上ぶれし、パビリオンの建設が遅れるなど、問題が噴出し続けた。なぜ大阪維新の会は開催にこだわるのか。朝日新聞の取材班が万博の深層に迫る。

祖父母の品格
孫を持つすべての人へ

坂東眞理子

令和の孫育てに、昭和の常識は通用しない。良識ある祖父母として、孫や嫁夫婦とどう向き合ったらいいのか？ ベストセラー『女性の品格』『親の品格』著者が満を持して執筆した、祖父母が知っておくべき30の心得。

逆説の古典
着想を転換する思想哲学50選

大澤真幸

自明で当たり前に見えるものは錯覚である。事物の本質を古典は与えてくれる。『資本論』『意識と本質』『贈与論』『アメリカのデモクラシー』『存在と時間』『善の研究』『不完全性定理』『君主論』『野生の思考』など人文社会系の中で最も重要な50冊をレビュー。

世界を変えたスパイたち
ソ連崩壊とプーチン報復の真相

春名幹男

東西冷戦の終結からウクライナ侵攻までの30年余、歴史を揺るがす事件の舞台裏には常に、世界各地に網を張るスパイたちの存在があった——。彼らは、どのような戦略に基づいて数々の工作を仕掛けたのか。機密文書や証言から、その隠された真相に迫る。